U0198635

巴山夜语系列教材

吴雄志肿瘤治疗医案精选集·消化系统肿瘤

吴雄志 著

辽宁科学技术出版社
·沈 阳·

图书在版编目（CIP）数据

消化系统肿瘤 / 吴雄志著. — 沈阳：辽宁科学技术出版社，2016.7（2024.3重印）

（吴雄志肿瘤治疗医案精选集）

ISBN 978-7-5381-9718-1

Ⅰ.①消… Ⅱ.①吴… Ⅲ.①消化系统肿瘤—中医治疗法 Ⅳ.①R259.7

中国版本图书馆CIP数据核字（2016）第037318号

出版发行：辽宁科学技术出版社
　　　　　（地址：沈阳市和平区十一纬路25号 邮编：110003）
印　刷　者：辽宁新华印务有限公司
经　销　者：各地新华书店
幅面尺寸：145mm×210mm
印　　张：8.5
插　　页：12
字　　数：220千字
出版时间：2016年7月第1版
印刷时间：2024年3月第7次印刷
责任编辑：寿亚荷
封面设计：琥珀视觉
版式设计：琥珀视觉
责任校对：栗　勇

书　　号：ISBN 978-7-5381-9718-1
定　　价：50.00元

联系电话：024-23284370
邮购热线：024-23284502
E-mail:syh324115@126.com

序　言

世人每每提起中医，或言及门派传承，非名医世家继承无以学到精髓；或谓之神秘晦涩，曰阴阳五行经络理论生涩难懂。也许近现代中医正是或多受这些观念的影响，外加西医的冲击，渐渐导致中医如今的困顿局面。

吴雄志先生幼承家学，熟读中医经典及各家学说，24岁就著成《中医脾胃病学》一书。又在大学接受过正规西医教育，同时精通中西医学，对中医西医各自的优劣，较之常人认识更深，体察更切。其见解独到，视角新颖，能够做到"古今一统、中西互参"，实属当今医学界不可多得的人才。难能可贵的是，雄志先生视振兴中医为己任，不仅精于诊病祛疾，还致力于"传道、授业、解惑"，孜孜以求，将自己的所学所感所悟，毫无保留，奉献给热爱中医的朋友，力求为中医学的生存及发展寻得一片蓝天，达到了忘我的境界，令我感动至深，佩服至极。

恶性肿瘤仍为当今医学界的难点，多学科综合治疗是攻克肿瘤的一个突破点，而中医药治疗占有重要的一席之地。吴雄志先生长期致力于对恶性肿瘤的研究，提出"病证症有机结合，形气神一体同调"的独到见解，并将其运用于肿瘤临床治疗，效果良好。此次更是在大量临床实践基础上，将自己的临证医案进行认真的总结，编撰了本书，值得庆贺。

徐灵胎先生有云："凡述医案，必择大症或疑症，人所不得者数则，以立法度，以应心思"。研习医案是学习中医的重要途径。

该书所集40例消化系统肿瘤中医治疗有效病案，绝大部分为晚期病例，当属"顽疾和重疴"。纵观每一案例，资料完整，内容翔实，图文互参，全面完整地还原了疾病的真实诊疗过程。读者如能细心揣摩，深入进去，便会产生"身临其境"之感。在整个疾病治疗过程中，处方记载详细，经方、时方、验方浑然一体，并在每个案例后附有自己的心得体会，集中体现了雄志先生肿瘤诊疗活动中独特的学术思想、观点和临证经验。该书确是一本开拓肿瘤中医临床思路的匠心之作，具有重要的临床指导意义及参考价值，若能"寻吴师所集，则思过半矣"。

杨国旺

2015年12月18日于北京

目 录

第六章　胆囊、胰腺癌的临床研究及治疗验案

附录：病例舌象图片 ···················· 271

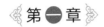

口咽癌治疗验案

病例1　会厌癌

【摘要】

患者2014.08确诊会厌喉面鳞状细胞癌，行放化疗后，局部肿瘤缩小至0.5cm后稳定，后单纯中药治疗至今，现复查喉镜，局部肿瘤消失。

【中医疗效评估】

2015.01—2015.06荷瘤单纯中药治疗，肿瘤消失。

基本信息

姓名	性别	年龄	住院号	联系电话	籍贯
孙YK	男	61岁	384770	137××××4993	天津市

【基本病史】

患者2013.08因无明显诱因出现声音嘶哑就诊，喉镜检查示：会厌喉面结节部隆起糜烂，双声带白斑糜烂。咬检病理示：右声带、会厌鳞状上皮增生，伴上皮内瘤变Ⅰ~Ⅱ级，未予特殊处理。2014.08.06因声嘶加重伴异物感及吞咽疼痛再次入院，喉镜示：会厌喉面根部结节增大明显，直径约1.2cm。咬检病理示：会厌喉面鳞状细胞癌。2014.08.15、2014.09.12予多西他赛+替加氟+奈达铂化疗2周期。后复查喉镜示病灶稳定，2014.11予会厌部普通放疗至2015.01.22结束，局部病灶缩小至0.5cm后稳定，后单纯中药治疗至今，复查喉镜局部病灶基本消失。

【瘤科情况】

病史：会厌癌放化疗后半年。

病理：会厌喉面鳞状细胞癌。

【理化检查】

时间	检查	结果描述
2014.08.06	喉镜+咬检病理	会厌喉面根部结节增大明显，直径约1.2cm，基底宽，黏膜欠光滑，质地脆，易出血，凝血酶止血满意。咬检病理示：会厌喉面鳞状细胞癌
2014.09.09	喉镜	会厌喉面根部结节较前无显著变化，直径约1.2cm，基底宽，黏膜欠光滑，双侧披裂及梨状窦光滑对称，双侧室带及喉室光滑，左侧声带较前比较明显好转，略粗糙，右侧声带光滑，双侧声带运动良好，前联合及声门下光滑，未见明确肿物
2014.10.27	喉镜	会厌喉面根部结节较前缩小，直径约0.7cm，表面黏膜肿胀，稍粗糙，双侧披裂及梨状窦光滑对称，双侧室带及喉室光滑，双侧声带前部欠光滑，附少许白色物，双侧声带运动良好，前联合及声门下光滑，未见明确肿物
2015.01.05	喉镜	会厌喉面根部结节较前缩小，直径约0.5cm，表面黏膜轻度充血，双侧披裂及梨状窦光滑对称，双侧室带及喉室光滑，双侧声带大致光滑，轻度水肿，双侧声带运动良好，前联合及声门下光滑，未见明确肿物

续表

时间	检查	结果描述
2015.02.20	喉镜	会厌喉面根部可见扁平小隆起，直径约0.5cm，表面附白色坏死物，双侧披裂及梨状窦肿胀、尚光滑，双侧室带及喉室充血肿胀，表面附白色坏死物，双侧声带运动尚可，前联合充血肿胀，表面附白色坏死物，声门下光滑，未见明确肿物
2015.03.30	喉镜	会厌喉面根部偏右侧壁稍隆起，黏膜稍光滑，病人耐受差，拒绝取病理，建议定期复查。双侧披裂发红、肿胀，黏膜光滑，双侧梨状窦光滑对称，双侧室带及喉室光滑，双侧声带大致光滑，轻度水肿，双侧声带运动良好，前联合及声门下光滑，未见明确肿物
2015.06.15	喉镜	会厌喉面根部偏右侧壁稍隆起，黏膜稍光滑，双侧披裂及双侧梨状窦肿胀，黏膜光滑，梨状窦闭合状，双侧室带表面白色，轻糜烂及双喉室光滑，右室带轻肿胀，双侧声带运动良好，前联合及声门下光滑，未见明确肿物

【治疗经过】

住院次数	时间	手术	放疗	化疗	靶向	生物	中药	评估
1	2014.08.13—2014.08.21			√				
2	2014.09.11—2014.09.17			√				
3	2014.11.19—2015.01.22		√					

【化学治疗】

开始时间	化疗方案	化疗周期	评估
2014.08.15—2014.09.10	多西他赛 替加氟 奈达铂	2	

【中药治疗】

四诊资料

口干舌燥，声音嘶哑，吞咽疼痛，身重困倦，大便干燥，小便短赤，舌胖大，舌质红少苔，脉滑数。

中药处方

2014.12.30		山豆根 12g　醋商陆 9g　连翘 30g　甘草 9g　淡竹叶 30g　石上柏 30g　薄荷 6g　郁金 10g　生薏苡仁 30g　麦冬 20g　枯矾 1g　黄芩 10g　瓜蒌 20g　法半夏 10g　炒僵蚕 10g　浙贝母 10g　蝉蜕 30g
2015.01.27	加	大青叶 15g　土茯苓 30g　制没药 10g　生地黄 30g　麻黄 30g　牡丹皮 10g　炙乳香 10g
	减	淡竹叶 30g　麦冬 20g　枯矾 1g
2015.06.16	原方不变	

讨论

口咽癌主要包括舌根癌、扁桃体癌、软腭癌、口咽侧壁癌（包括舌腭弓癌和咽腭弓癌）及口咽后壁癌。90%~95%为鳞状细胞癌，其余罕见的有腺样囊性癌、未分化癌、基底样癌、梭状细胞癌等。口咽癌其位置深在、侵袭性强，早期即有淋巴转移，由于咽部淋巴丰富，常有两侧交叉的淋巴网，发生双侧颈部淋巴结转移的概率也高，是一种预后较差的肿瘤。口咽部肿瘤因部位的特殊性，手术困难，主要采取放射治疗，但其恶性程度较高。

中医学认为口咽癌多由热毒熏蒸、毒瘀互结咽部所致，初期以阳证、实证居多，后期每因耗损肾阴及精气，阴损及阳而出现阳虚之象，故中医对本病的治疗，初期以清热解毒、凉血活血，软坚散结，化瘀消肿为主，后期本虚标实则以扶正祛邪为法。结合四诊资料考虑患者痰湿较重，初诊时处方为硝石矾石散（《金匮要略》）加减化裁而来，郁金配伍枯矾为白金丸之意，可化顽痰。加上薏苡仁、瓜蒌、浙贝母、连翘、炒僵蚕均长于化痰散结。患者热毒熏蒸，以淡竹叶、石上柏、薄荷、山豆根清热解毒，清热需养阴，用麦冬滋阴，体现截断法思想。蝉蜕、山豆根可利咽消肿，专治口咽部疾病，且山豆根有抗癌作用。患者虽仅用药半年余，但在放化疗结束后病灶稳定的情况下，通过单纯中药治疗实现了肿瘤的基本消失，疗效显著。

附方

硝石矾石散（《金匮要略》）：硝石、矾石（烧）等分。上二味，为散，以大麦粥汁和服方寸匕，日三服。

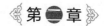

第一章

食管癌治疗验案

病例2 食管癌肺转移

【摘要】

患者2008.06确诊食管癌根治术后化疗4周期，2010.03开始中药治疗，2011.08复查胸CT发现肺及纵隔多发结节，予化疗联合中药治疗，化疗2周期后，患者因反应较大拒绝继续化疗，单纯中药治疗，肺部浸润影缩小后稳定至今。

【中医疗效评估】

荷瘤2011.11—2011.05单纯中药预防治疗肿瘤稳定。

姓名	性别	年龄	住院号	联系电话	籍贯
吕SZ	男	68岁	225792	135×××5551	天津市河东区

【基本病史】

患者2008.06.06因"上腹部阵发性疼痛"就诊我院，行胃镜检查示食管低分化鳞癌，于2008.06.16行食管癌根治术，术后病理示：食管下段鳞状细胞癌，Ⅱ级，侵及黏膜下层，血管内可见癌栓，上下端（－），区域淋巴结未见转移0/24，2008.07—2008.11行辅助化疗4周期，具体为奥沙利铂+替加氟+亚叶酸钙方案辅助化疗4周期，2010.03开始中药治疗，2011.08患者复查胸CT见：左肺上叶浅淡小结节影，纵隔内可见多发结节，考虑转移，予多西他赛+氟脲苷化疗2周期并联合中药治疗后病灶稳定，患者因化疗反应较大拒绝再次化疗，单用中药治疗至今，现患者病情稳定，一般情况较好。

【瘤科情况】

病史：食管癌术后7年，肺及纵隔转移4年。

病理：食管下段鳞状细胞癌，Ⅱ级，侵及黏膜下层，血管内可见癌栓，上下端（－），区域淋巴结未见转移0/24。

【理化检查】

检查时间	检查项目	结果描述
2011.08.26	胸CT平扫	左肺内见散在小片浸润及多发索条影，左肺上叶见浅淡小结节，纵隔内见多发结节，较大者短径约1.1cm，与2011.06.08 CT比较，左肺上叶浸润较前明显，余无显著变化
2011.10.15	胸CT平扫	与2011.08.26胸部CT比较：左肺上叶浸润较前减轻，余未见明显变化
2012.05.09	胸CT平扫	与2011.10.15胸部CT比较：总体未见明显变化
2012.12.12	胸CT平扫	与2012.05.09胸部CT比较：总体未见明显变化
2013.06.13	胸CT平扫	与2012.12.12胸部CT比较：左下肺浸润范围缩小，其余基本同前

续表

检查时间	检查项目	结果描述
2013.12.12	胸CT平扫	与2013.06.13片比较：右胸膜下结节部分未见显示，其余未见明显变化
2014.07.03	胸CT平扫	与2013.12.12胸部CT比较：总体未见明显变化

【治疗经过】

住院次数	时间	手术	放疗	化疗	靶向	生物	中药	评估
1	2008.06.06—2008.06.28	√						
2~5	2008.07.30—2008.12.01			√				
6~7	2011.08.24—2011.10.06			√				SD

【化学治疗】

开始时间	化疗方案	化疗周期	评估
2008.07—2008.11	替加氟 1g d1 亚叶酸钙 300mg d1~5 奥沙利铂 200mg d1	4	
2011.08—2011.10	多西他赛 150mg d1~5 异环磷酰胺 2.0g d1~3 美司钠 400mg d1~3	2	SD

【中医治疗】

四诊资料

食道干涩，食饮难下，反胃呕逆，时有反酸，食欲不振，舌淡，苔白腻，脉弦而虚。

中药处方

2011.05.09		党参30g 法半夏27g 豆蔻6g 郁金10g 茵陈30g 三七2g 瞿麦30g 山豆根10g 射干10g 制天南星18g 天龙5g 威灵仙30g 浙贝母10g 广藿香10g 昆布30g 黄芩10g 急性子30g 蒲公英50g 煅瓦楞子15g 代赭石30g
2011.05.13	加	柏子仁30g 苍术10g 炙甘草3g 苦参6g 土贝母6g 醋商陆9g
	减	制天南星18g 浙贝母10g 广藿香10g
2011.05.26	加	制天南星30g
	减	瞿麦30g 昆布30g
2011.06.10	加	胆南星6g
	减	制天南星30g
2011.06.13	加	瓜蒌10g 广藿香10g 瞿麦30g 猫爪草30g 石上柏30g 生薏苡仁30g 旋覆花12g 制天南星48g
	减	郁金10g 柏子仁30g 苍术10g 胆南星6g 炙甘草3g 苦参6g 蒲公英50g 煅瓦楞子30g 土贝母6g
2011.07.07	加	柏子仁20g 半枝莲30g
	减	猫爪草30g
2011.07.21	加	猫爪草30g
	减	石上柏30g 薏苡仁30g
2011.08.23	加	砂仁3g 木香6g 蒲公英10g 煅瓦楞子30g
	减	山豆根10g 柏子仁20g 旋覆花10g
2011.10.20	加	石上柏30g 桑白皮10g 葶苈子10g 胆南星6g 鱼腥草30g 预知子10g 地榆10g 玄参10g
	减	木香6g 制天南星24g
2011.11.04	加	前胡10g 黄芪30g 蜈蚣2g 醋五灵脂10g
	减	瞿麦30g 桑白皮10g 射干10g 石上柏30g 葶苈子10g 胆南星6g 地榆10g 鱼腥草30g 蒲公英10g 预知子10g

2011.12.13	加	泽漆10g 半枝莲30g 石见穿30g
2012.01.06	加	旋覆花10g 土贝母6g
	减	猫爪草10g
2012.02.22	加	山豆根6g
2012.03.20	加	苦参6g 甘松6g
	减	煅瓦楞子30g
2012.05.09	加	郁金10g 柿蒂6g 甘草3g 昆布10g
	减	砂仁3g 前胡10g 玄参10g 苦参6g 黄芪30g 甘松6g 醋五灵脂10g
2012.06.13	加	砂仁3g 全蝎3g 煅瓦楞子30g 预知子30g
	减	豆蔻6g 蜈蚣2g 广藿香10g 黄芩10g 泽漆10g
2012.08.14	加	制天南星30g 浙贝母10g 薤白12g 甘松6g
	减	全蝎3g
2012.12.03	加	射干10g
	减	郁金10g 砂仁3g 石见穿30g 浙贝母10g
2013.02.05	加	黄芪30g 川芎5g 柏子仁10g
	减	制天南星30g 射干10g 预知子30g
2013.09.25	加	浙贝母20g
	减	甘松6g 薤白12g 土贝母10g 旋覆花10g 川芎5g 柏子仁10g
2013.11.27	加	蜜紫菀10g 柏子仁10g
2014.03.10	减	昆布10g 蜜紫菀10g 炙甘草3g 醋商陆9g 柏子仁10g
2015.04.07	加	蒲公英50g 醋商陆9g
	减	黄芪30g 三七2g 茵陈20g

讨论

中医学认为食管癌病位在于食道，为胃气所主，与肝、脾、肾密切相关。由于肝、脾、肾功能失调，气、血、津液代谢紊乱，形成痰饮瘀血阻于食管，进而伤耗津血，损伤食管，久之导致食管狭窄。根据患者四诊资料，治从太阴兼少阳，方中以茵陈、黄芩疏泄上焦、中焦湿热而清热燥湿解毒；豆蔻、广藿香芳香化浊，醒脾和中；黄芩、浙贝母以清金治木。方从甘露消毒丹（《医效秘传》）加减。威灵仙、浙贝母、制天南星、昆布、瞿麦化痰湿、消痈结。党参补益气血，以养后天。半夏、代赭石降逆和胃，化痰散结。郁金疏肝清木，肝为脾气之本，借以清脾之毒火。煅瓦楞子对症抑酸。三七、急性子则破瘀血、消癥瘕。另以天龙、醋商陆攻毒邪、软坚结。

2011.06起患者复查发现肺部浸润影，调整处方药物及剂量，陆续加入鱼腥草、石上柏、防己清热解毒，除湿化痰，以消肺上湿热毒邪。薏苡仁、制天南星加大剂量以加强化痰散结抗肿瘤功效。复发后，患者仅化疗2周期后单用中药维持效果较好，肺部浸润影缩小后稳定至今。

附方

甘露消毒丹（《医效秘传》）：飞滑石十五两，绵茵陈十一两，淡黄芩十两，石菖蒲六两，川贝母五两，木通五两，藿香四两，射干四两，连翘四两，薄荷四两，白豆蔻四两。

病例3 食管癌肺转移

【摘要】

患者于2008.06确诊食管癌根治术后辅助化疗4周期，2010.03

11

开始中药治疗，2011.08复查胸CT发现肺及纵隔多发结节，予化疗联合中药治疗，服用中药至今，现患者病情稳定。

【中医疗效评估】

荷瘤2012.07—2015.05中西医结合治疗至今，生存期延长。

基本信息

姓名	性别	年龄	住院号	联系电话	籍贯
解YK	男	57岁	311985	155××××3170	天津市

【基本病史】

患者2012.04确诊食管癌，2012.05.16行"食管胸上段癌切除+颈、胸、腹三野淋巴结清扫+胸导管结扎+食管胃左颈部吻合+空肠造瘘术"。病理示：食管上段肉瘤，浸润至浅肌层，双切端（－），区域淋巴结2/25（右喉返神经2/4），术后行环磷酰胺+美司钠+表柔吡星化疗1周期，2012.07.17开始中药治疗，2012.07至2013.05行生物治疗9次。2013.05.06复查CT示右下胸膜增厚并肿物，右肺中叶实变浸润及索条较前进展，2013.05.08行右后胸膜针吸病理见散在褪变异形细胞，2013.05.21行肺转移灶射波刀治疗，2013.08.01行肺小转移灶放疗。现仍中药治疗，患者病情未见进展。

【瘤科情况】

病史：食管癌术后3年，肺及胸膜转移2年。

病理：食管上段肉瘤，浸润至浅肌层，双切端（－），区域淋巴结2/25（右喉返神经2/4）。

【理化检查】

检查时间	检查项目	结果描述
2012.05.16	病理	食管上段肉瘤，浸润至浅肌层，双切端（一），区域淋巴结2/25（右喉返神经2/4）
2013.05.06	CT	右下胸膜增厚并肿物，右肺中叶实变浸润及索条较前进展
2013.05.08	病理	散在褪变异形细胞

【治疗经过】

住院次数	时间	手术	放疗	化疗	靶向	生物	中药	评估
1	2012.05.07—2012.06.15	√		√				
2~10	2012.07.18—2013.05.13					√	√	
11	2013.05.21—2013.06.07		√				√	
12	2013.06.28—2013.07.09					√	√	
13	2013.08.01—2013.08.14		√				√	
14~28	2013.09.18—2015.04.14					√	√	

【化学治疗】

开始时间	化疗方案	化疗周期	评估
2012.06.01	环磷酰胺+美司钠+表柔吡星	1	

【中医中药】

四诊资料

进食哽咽，嗳气反酸，心下痞满，肢倦乏力，大便秘结，舌淡胖，脉弦滑。

中药处方

日期		药物
2012.07.17		党参30g 法半夏9g 瓜蒌30g 川射干10g 山豆根9g 醋商陆9g 急性子30g 蜈蚣3g 威灵仙30g 郁金20g 浙贝母10g 煅赭石30g 柿蒂6g
2012.08.14	加	昆布6g 肉苁蓉10g
	减	醋商陆9g
2012.08.23	减	煅赭石30g
2012.10.23	加	厚朴6g 三七2g 天冬20g 天龙6g 茯苓10g 甘草3g 紫苏叶10g 醋商陆9g 麦冬10g 赭石30g
	减	蜈蚣2g
2012.11.28	减	紫苏叶10g
2012.12.25	加	蒲公英20g
2013.05.23	加	石上柏30g 土贝母10g 猫爪草30g 夏枯草20g
	减	蒲公英20g 麦冬10g 酒苁蓉10g 厚朴10g 茯苓10g 浙贝母10g
2013.09.17	加	木香5g
2014.01.28	加	泽漆30g 半边莲30g 葶苈子10g 龙葵10g
	减	夏枯草10g
2014.06.03	加	预知子30g
2014.10.14	加	淡豆豉10g
2015.03.03	加	旋覆花10g 白芍10g
	减	半边莲30g 葶苈子10g 龙葵10g

讨论

　　患者食管癌术后肺与纵隔多发结节，为太阴阳明病，痰湿瘀毒阻于食管，使上焦气机升降失司，肺气不宣，胃气不降是本病的基本病机。所立处方由张锡纯《医学衷中参西录》中的参赭培气汤演化而来。以党参培补太阴，代赭石通阳明腑气，是太阴阳明同治之方。赭石、半夏、柿霜降逆平冲、理气化痰。射干、山豆根清热解毒以宣太阴肺气。威灵仙辛香走窜，乃治食管专药。瓜蒌、浙贝母、醋商陆化痰软坚散结。蜈蚣攻毒散结，郁金活血理气，二者从肝论治。随后治疗过程中根据病情变化随症加减，厚朴、茯苓、紫苏叶等加强行气散结，降逆化痰之效。后期患者出现胸水，以半边莲、葶苈子、龙葵清热利水对症处理。土贝母、猫爪草、夏枯草增强抗肿瘤作用。患者中药联合放疗及生物治疗，肺转移灶得到控制，生存期显著延长。

附方：

参赭培气汤（《医学衷中参西录》）：潞党参六钱，天门冬四钱，生赭石（轧细）八钱，清半夏三钱，淡苁蓉四钱，知母五钱，当归身三钱，柿霜饼五钱（服药后含化徐徐咽之）。

病例4　食管癌

【摘要】

患者2009.12确诊食管癌行根治术，术后治疗中因患者不能耐受放化疗副作用，仅行辅助化疗1次，放疗10次，2011.05起至今坚持单纯中药治疗，患者病情稳定，未见肿瘤进展。

【中医疗效评估】

术后未行规范放化疗，2011.05—2015.05单纯中药成功预防复发。

基本信息

姓名	性别	年龄	住院号	联系电话	籍贯
陈SY	男	73岁	255175	131××××6365	天津市东丽区

【基本病史】

患者2009.12确诊食管癌行根治术。术后病理示：鳞癌，ⅡA期，术后治疗中因患者不能耐受放化疗副作用，仅行辅助化疗1次，放疗10次，2011.05起至今坚持单纯中药治疗，患者病情稳定，未见肿瘤进展。

【瘤科情况】

病史：食管癌术后5年余。

病理：鳞癌ⅡA期。

【理化检查】

检查时间	检查项目	结果描述
2009.12.17	胸强化CT	食管中段肿物，考虑恶性肿瘤；右侧一肋骨形态欠规则，请结合临床有否外伤史；右下肺一淡薄小点片影，观察
2009.12.22	病理	（中段）食管鳞状细胞癌Ⅰ～Ⅱ级，侵出外膜，上、下切断（－），区域淋巴结未见转移0/18
2010.03.29	PET-CT	①"食管癌"术后，原手术吻合口处未见明显狭窄、梗阻及复发征象；②右侧第5肋骨骨皮质不连续，PET显像略见放射性浓聚，右侧第5～8肋间软组织略增厚，PET显像可见放射性浓聚，考虑为术后改变；③左侧基底节区可见一低密度灶，PET显像呈放射性缺损，考虑为软化灶；④左侧上颌窦黏膜增厚，PET显像未见异常放射性浓聚，考虑为炎性病变；⑤纵隔内上腔静脉后及双肺门多发结节伴钙化，PET显像可见放射性浓聚，考虑为淋巴结炎性反应；⑥前列腺增生伴钙化。余全身PET-CT显像未见明显恶性征象

续表

检查时间	检查项目	结果描述
2010.04.02	胸强化CT	"食管术后",胸腔胃未见造影剂充盈,纵隔内主肺窗软组织增厚及小结节

【诊疗经过】

住院	时间	手术	放疗	化疗	靶向	生物	中药	评估
1	2009.12.16—2010.01.08	√						
2	外院不详			√				

【中医中药】

四诊资料

面色潮红,口苦,咽痛,胸胁苦满,默默不欲饮食,体倦乏力,舌红,苔黄腻,脉弦数。

中药处方

2011.05.12		党参10g 法半夏9g 郁金10g 茵陈15g 天龙6g 柴胡24g 川楝子10g 威灵仙30g 五味子6g 广藿香10g 黄芩10g 急性子30g 蛤壳10g 黄药子10g 醋商陆9g 豆蔻6g 山豆根10g 白鲜皮10g 夏枯草30g 浙贝母30g 土贝母6g
2011.06.09	加	太子参30g 蜈蚣2g
	减	五味子6g 浙贝母10g 黄药子10g
2011.07.07	加	土茯苓30g 柏子仁30g 赭石30g
	减	太子参30g 柴胡24g 浙贝母10g
2011.08.04	加	仙鹤草30g 预知子10g
	减	白鲜皮10g 浙贝母10g

续表

日期	加减	内容
2011.09.01	加	木香6g 柿蒂6g
	减	土茯苓30g 仙鹤草30g
2011.09.15	加	厚朴6g 制天南星6g
	减	醋商陆9g
2011.09.29	加	醋香附10g 醋五灵脂10g
	减	制天南星6g
2011.10.13	加	浙贝母10g
	减	土贝母6g
2011.10.27	加	柴胡24g 瓜蒌10g 蒲公英30g 薤白6g 醋商陆9g
	减	豆蔻6g 茵陈15g 厚朴6g 柿蒂6g 柏子仁20g 夏枯草30g 广藿香10g 蛤壳10g
2011.11.24	加	合欢皮10g 土贝母6g
	减	郁金10g 浙贝母10g
2011.12.01	加	豆蔻6g 茵陈30g 厚朴6g 三七2g 茯苓10g 广藿香10g 昆布10g
	减	柴胡24g
2011.12.15	加	瞿麦30g 射干10g
	减	厚朴6g 茯苓10g 合欢皮10g 昆布10g
2012.01.12	加	郁金10g
2012.02.03	加	柏子仁10g 甘松6g
	减	瞿麦30g 山豆根10g 射干10g
2012.03.15	加	牵牛子6g 石见穿30g
	减	木香6g 甘松6g
2012.04.10	加	半枝莲30g
	减	柏子仁10g

续表

2012.05.08	加	柿蒂6g 沉香3g
	减	牵牛子6g 茵陈30g 醋香附10g 广藿香10g 薤白6g 醋五灵脂10g
2012.06.05	加	川楝子10g 醋延胡索30g
	减	沉香3g 蒲公英20g
2012.07.05	加	白花蛇舌草30g 半边莲15g 鸡内金10g
	减	蜈蚣2g
2012.07.19	加	砂仁3g 升麻6g 柴胡6g 黄芪10g
	减	豆蔻6g
2012.08.16	加	土茯苓30g
2012.09.18	加	山豆根6g 木香6g 射干10g 沉香3g
	减	升麻6g 土茯苓30g 半边莲15g 柴胡6g 黄芪10g 预知子30g 鸡内金10g 醋延胡索30g
2012.10.09	减	沉香3g
2012.10.23	加	鸡内金10g
2012.11.20	加	厚朴6g 紫苏叶10g
	减	鸡内金10g
2012.12.22	减	石见穿15g
2013.01.29	加	旋覆花10g 醋香附10g
2013.02.04	加	预知子20g
	减	郁金10g 山豆根6g
2013.03.04	加	浙贝母10g
	减	土贝母10g
2013.04.26	加	鸡内金10g

续表

2013.05.23	加	百合30g
	减	鸡内金10g
2013.07.16	加	蜜紫菀10g 石上柏30g 猫爪草30g 前胡10g
	减	射干10g 紫苏叶10g 厚朴10g 砂仁10g 旋覆花10g 醋香附10g 白花蛇舌草20g
2013.10.29	加	泽漆30g 黄药子10g 木鳖子5g 五味子5g
	减	蜜紫菀10g 黄芩10g 前胡10g 柿蒂10g 百合30g
2013.11.18	加	天冬10g 百合10g
	减	木鳖子5g
2013.12.02	减	天冬10g
2014.01.07	加	淡豆豉10g 郁金20g 蒲公英20g 柿蒂10g 炒栀子10g
	减	泽漆25g 百合20g
2014.01.21	加	生麦芽30g
2014.03.04	加	麦冬20g
	减	郁金20g 柿蒂10g
2014.04.15	加	川楝子5g
	减	木香10g
2014.04.29	减	黄药子10g 蒲公英20g 淡豆豉10g 麦冬20 生麦芽30g 五味子5g 川楝子5g 炒栀子10g
2014.05.06	加	蟾衣3g 蒲公英20g 麦冬10g 砂仁10g 柿蒂10g 川楝子5g
2014.07.09	加	蟾衣3g
2014.08.06	加	百部10g
	减	柿蒂10g

续表

2014.08.20	加	前胡10g
	减	浙贝母10g
2014.09.02	加	天花粉10g 玄参10g 百合30g
	减	三七2g 川楝子5g
2014.09.26	加	泽漆10g 蒲公英30g 炒栀子10g
	减	猫爪草30g
2014.10.18	加	猫爪草30g
	减	淡豆豉10g 法半夏5g 炒栀子10g
2014.10.27	加	淡豆豉10g 法半夏10g 炒栀子10g
	减	前胡10g 泽漆10g
2014.12.30	加	甘草3g
	减	石上柏30g 预知子20g 百部10g
2015.01.12	减	蟾衣3g
2015.03.10	加	生麦芽30g

讨论

患者食管癌术后未行规范放化疗，单纯中药治疗，放疗后火邪伤阴较重，早期处方为兼顾肝胆湿热证型，以缓解症状消除放疗后毒副作用，选用甘露消毒丹（《医效秘传》）。茵陈、豆蔻、广藿香、黄芩以清热利湿，芳香化浊。患者四诊资料符合少阳证故以柴胡配伍黄芩共解少阳之邪。党参、法半夏、浙贝母益气健脾，燥湿化痰。天龙、醋商陆、土贝母、蛤壳、夏枯草软坚散结抗肿瘤。尤其方中加入黄药子可化痰散结消瘿，显著增强了处方的抗肿瘤作用，并五味子预防其肝脏毒性。威灵仙、急性子为治疗噎膈专用药物。郁金、川楝子则疏肝行气，从木治土。山豆根清热解毒，对症处理患者放疗后咽喉不适症状，并且本药有一定抗肿瘤作用。患者用此方放疗副作用逐渐缓解，2011.10，处方中减去甘露消毒丹中一些药物，针对太阴阳明病，加入瓜蒌薤白半夏汤（《金匮要略》），以行气解郁，通阳散结，祛痰宽胸。另外因为黄药子肝脏毒性较大，不能长期使用，所以治疗中间断使用。患者坚持用药至今，肿瘤未见肿瘤复发转移，一般情况较好。

附方

1. 甘露消毒丹（《医效秘传》）：飞滑石十五两，绵茵陈十一两，淡黄芩十两，石菖蒲六两，川贝母五两，木通五两，藿香四两，射干四两，连翘四两，薄荷四两，白豆蔻四两。

2. 小柴胡汤（《伤寒论》）：柴胡30g，黄芩、半夏、生姜（切）、人参、甘草（炙）各9g，大枣4枚。

3. 瓜蒌薤白半夏汤（《金匮要略》）：瓜蒌实12g，薤白、半夏各9g，白酒70mL（非现代之白酒，实为黄酒，或用醪糟代之亦可）。

胃 癌

● 胃癌临床研究

胃癌是最常见的恶性肿瘤之一，居恶性肿瘤发病率的第四位，居恶性肿瘤死因第二位[1]。晚期胃癌中位生存期仅为4.3个月，接受化疗后中位生存期增加到8.7个月[2-6]。姑息性胃切除术在晚期胃癌患者中的效益尚存争议，但最近一些研究表明，其也为Ⅳ期胃腺癌患者提供生存获益[7]。但是，化疗和姑息手术治疗并发症多，患者生存质量差，在一定程度上限制了其应用。

作为应用最多的补充替代医学疗法，中医治疗在减小肿瘤、缓解症状、提高生存上的作用在全世界逐渐得到认可[11-12]。近年来，在Ⅳ期胃癌患者治疗中，联合化疗的中西医综合治疗也获得青睐[13-15]。但是，这些研究尚未很好地阐述中医治疗的特点，也尚未提出相关的评价方式。因此，我们研究了154例Ⅳ胃腺癌患者，来探讨中医治疗的效果，以及其在综合治疗中的作用。同时，我们进一步探讨了中医治疗特点，并发掘出影响患者的预后因素，建立了评估中医治疗疗效评估方程。

该研究共纳入154例Ⅳ期胃腺癌患者。所有患者均接受不少于3次常规化疗，其中58名患者接受了中医治疗，55例接受了姑息性手术。所有患者的中位生存时间为12个月（95%可信区间为10.6~13.4个月）。中药组与非中药组患者基线水平一致（$P_{均}>0.05$）。

中药组预后明显强于非中药组（$P<0.001$），其中中药组患者中位生存期为18个月，1年、2年生存率分别为63.8%、17.6%。非中药组患者中位生存期为9个月，其1年、2年生存率分别为33.3%、8%。

中药组和非中药组患者可分为4个亚组：中药+姑息性手术+化疗亚组（TCM+CHT+PO），中药+化疗组（TCM+CHT），姑息性手术+化疗（PO + CHT）组和化疗组（CHT）。中位生存时间分别为22个月、14个月、12个月和7个月（$P<0.001$）。

单因素分析显示，肿瘤大小（$P=0.044$），腹水（$P=0.023$），体重下降（$P=0.031$），KPS评分≤80（$P<0.001$），原发肿瘤的分化程度（$P=0.008$），远处转移方式（$P<0.001$）与不良预后相关。COX多因素分析显示KPS，腹水，肿瘤分化差，远处转移方式是不良独立预后因子；姑息性手术治疗和中药治疗为独立保护因素。姑息手术和中医药治疗相关危险比（$HR=\exp[\beta]$）为0.506，0.364和95%置信区间分别为（0.340~0.754；$P = 0.001$），（0.245~0.540；$P<0.001$）。

通过应用死亡分布散点图（图略）可以看出，中药组患者以18个月为结点，非中药组患者以12个月为结点，这两组均可分为两群，因此，进一步，中药组患者治疗效果可以分为3个群，即：疗效一般（生存时间≤12个月），疗效较好（生存时间大于12个月小于18个月组）和疗效很好（生存时间≥18个月）。接受不同辅助治疗方法的患者其生存时间构成比不同。同时接受清热、疏肝辅助治疗的患者，生存期≥12个月的占90.9%。而接受补阳辅助治疗患者，生存期≥12个月的患者占26.3%。中药治疗组，接受不同辅助治疗的患者其生存期不同，其中同时接受疏肝、清热治疗的生存期为22个月，清热、疏肝、补阳患者的中位生存分别为18个月、14个月、9个月（$P<0.001$）。通过比较补阳组患者与非补阳组患者基线资料，我们发现补阳组有较多患者伴有腹水（$P=0.013$），低分化（$P=0.044$）和胃窦部肿瘤（$P=0.040$）以及较少的患者接受姑息性手术（$P=0.039$）。

中药组患者COX回归分析显示，体重减轻，腹水，肿瘤分化差，肝转移为不良独立预后因子。姑息性手术是一个独立的保护因素。根据死亡相对危险度计算每个患者使用下面的公式：

$$h(t)/H_0(t) = \exp(腹水 \times 1.127 + 体重减轻 \times 0.768 + 分化差 \times 0.783 + 肝转移 \times 1.377 - 姑息手术 \times 0.930)$$

方程简化如下：

$$PI = 1.127X_1 + 0.768X_2 + 0.783X_3 + 1.377X_4 - 0.930X_5$$

X_1，X_2，X_3，X_4，X_5在本研究中分别代表腹水、体重减轻、分化差、肝转移和姑息手术。所有的变量均作为二分类变量（有 = 1，无 = 0）。PI为预后指数。

该研究中平均PI值为1.768（ -0.147 ~ 4.838）。PI值越高，预后越差。根据PI值，我们可以将研究人群分为3组，低危组：$PI \leq 1$；中度风险组：$1<PI<2$；高危组：$PI \geq 2$。3组患者的中位生存时间分别为21个月、14个月和10个月（$P<0.001$）。

胃癌患者在诊断时多为晚期，常伴有广泛的局部侵犯或远处转移。目前，针对Ⅳ期胃癌患者的主要治疗方法包括肿瘤细胞减灭术、全身化疗和生物治疗。与最佳支持治疗相比，化疗可以提高晚期胃癌患者的生存期，接受化疗后，患者的中位生存期已从最佳支持治疗后的中位生存期4.3个月提高至8.6个月[2-4]。我们的研究中，只接受化疗的患者中位生存期为7个月。姑息手术联合化疗患者中位生存时间为12个月，1年生存率为38.6%。与之前的研究一致[8-10]。虽然姑息手术和化疗延长Ⅳ期胃癌患者的生存时间，但患者的预后和生活质量并未得到相应的改善。

最近研究表明，中药治疗对Ⅳ期胃癌患者有作用。中药配方胃肠安可以把Ⅳ期胃癌中位生存期从7个月提高到14.8个月[14]。同时，它也能在体外抑制胃癌细胞MKN45，SGC-7901生长[19]。也有报道证实红参能够影响晚期胃癌术后生存[15]。健脾解毒汤能预防胃癌根治术后转移[20]。与上述研究结果一致，我们也证实中药能提高Ⅳ期胃腺癌的生存，其中位生存期为18个月，1年生存率为63.8%，非中药组中位生存期为9个月，1年生存率为33.3%（$P<0.001$）。中药联合化疗亚组的中位生存期为14个月，1年生存率56.4%。中药联合化疗和姑息手术的综合治疗对Ⅳ期胃癌患者预后影响最好，其中位生存期和一年生存率分别为22个月和85%。而且，接受中药联合化疗治疗方案的患者比接受姑息手术联合化疗的患者预后好（$P<0.001$）。因此，对于不能接受姑息性手术的患者，中药治疗可能是一个很好的替代。

对于Ⅳ期胃癌患者，中医治疗的基本原则是健脾、化痰、祛瘀，根据患者症状辅以相应的清热、疏肝、补阳。晚期胃癌患者常同时伴有肝郁热毒，通过准确辨证，给予足够的辅助治疗可以明显延长患者的中位生存时间。因此，清热和疏肝常一起使用。

补阳的目的是增强患者的体质[21-22]。在我们的研究中，我们发现接受补阳的患者其身体状况多不佳，并且这些人多伴有腹水，肝转移，且肿瘤多为低分化。

此外，我们还得到了患者中药治疗的预后指数方程：

$$PI = 1.127X_1 + 0.768X_2 + 0.783X_3 + 1.377X_4 - 0.930X_5$$

PI为预后指数，X_1，X_2，X_3，X_4，X_5分别代表是否有腹水、体重减轻、分化差、肝转移和姑息手术。PI值越高，预后越差，同时表明对中药治疗越不敏感。对这些患者应慎重考虑以选择更合适的治疗策略。

本研究表明，中药治疗可以明显提高Ⅳ期胃腺癌患者的生存期。并且，中药联合姑息手术和化疗是Ⅳ期胃腺癌患者的最佳治疗方法。方程（$PI=1.127X_1+0.768X_2+0.783X_3+1.377X_4-0.930X_5$）可用于评价中药治疗的疗效（$X_1$，$X_2$，$X_3$，$X_4$、$X_5$分别代表腹水、体重减轻、分化差、肝转移和姑息手术）。

参考文献

［1］Ferlay J，Shin HR，Bray F，et al. Estimates of worldwide burden of cancer in 2008：GLOBOCAN 2008[J]. Int J Cancer，2010，127（12）：2893-2917.

［2］Cunningham D，Starling N，Rao S，et al. Capecitabine and oxaliplatin for advanced esophagogastric cancer[J]. N Engl J Med，2008，358：36-46.

［3］Van Cutsem E，Moiseyenko VM，Tjulandin S，et al. Phase Ⅲ Study of docetaxel and cisplatin plus fluorouracil compared with cisplatin and fluorouracil as firstline therapy for advanced gastric cancer：a report of the V325 Study Group[J]. J Clin Oncol，2006，24：4991-4997.

［4］Koizumi W，Narahara H，Hara T，et al. S-1 plus cisplatin versus S-1 alone for first-line treatment of advanced gastric cancer（SPIRITS trial）：a phase Ⅲ trial[J]. Lancet Oncol，2008，9：215-221.

［5］Al-Batran SE，Hartmann JT，Probst S，et al. Phase Ⅲ trial in metastatic gastroesophageal adenocarcinoma with fluorouracil，leucovorin plus either oxaliplatin or cisplatin：a study of the Arbeitsgemeinschaft Internistische Onkologie [J]. J Clin Oncol，2008，26：1435-1442.

［6］Dank M，Zaluski J，Barone C，et al. Randomized phase Ⅲ study comparing irinotecan combined with 5-fluorouracil and folinic acid to cisplatin combined with 5-fluorouracil in chemotherapy naive patients with advanced adenocarcinoma of the stomach or esophagogastric junction[J]. Ann Oncol, 2008, 19: 1450-1457.

[7] Kasakura Y, Phan A, Ajani J. et al. Adjuvant therapy for resected gastric carcinoma[J]. Surg Oncol Clin North Am, 2010, 11: 431-444.

[8] Saidi RF, ReMine SG, Dudrick PS, et al. Is there a role for palliative gastrectomy in patients with stage IV gastric cancer?[J]. World J Surg, 2006, 30: 21-27.

[9] Sougioultzis S, Syrios J, Xynos I D, et al. Palliative gastrectomy and other factors affecting overall survival in stage IV gastric adenocarcinoma patients receiving chemotherapy: A retrospective analysis[J]. EJSO, 2001, 37: 312-318.

[10] Molassiotis A, Potrata B. A systematic review of the effectiveness of Chinese herbal medication in symptom management and improvement of quality of life in adult cancer patients[J]. Complementary Therapies in Medicine, 2009, 17: 92-120.

[11] Chang-quan Ling, Xiao-qiang Yue, Chen Ling. Three advantages of using traditional Chinese medicine to prevent and treat the tumor[J]. Journal of Integrative Medicine July, 2014, 12（4）: 331-335.

[12] Jorg ROdiger Siewert, FACS, Knut Bottcher, et al. Relevant Prognostic Factors in Gastric Cancer Ten-Year Results of the German Gastric Cancer Study[J]. annals of surgery, 1998, 228: 449-461.

[13] Yosuke Adachi, Kazuhiro Yasuda, Masafumi Inomata, et al. Pathology and Prognosis of Gastric Carcinoma[J]. American Cancer Society, 2000, 89（7）: 1418-1424.

[14] Xiang-Fu Zhang, Chang-Ming Huang, Hui-Shan Lu, et al. Surgical treatment and prognosis of gastric cancer in 2 613 patients[J]. World J Gastroenterol, 2004, 10（23）: 3405-3408.

[15] Yan Xu, Ai Guang Zhao, Zhao Yan Li, et al. Survival benefit, of Traditional Chinese Herbal Medicine for Patients with Advanced Gastric Cancer[J]. Integrative Cancer Therapies, 2014, 12: 414-422.

[16] Lu Zhao, Ai-Guang Zhao, Gang Zhao, et al. Survival Benefit of Traditional Chinese Herbal Medicine in Gastric Cancer Patients with Peritoneal Metastasis[D]. Evidence-Based Complementary and Alternative Medicine, 2014.

[17] Zhao A G, Zhao H L, Jin X J, et al. Effects of Chinese Jianpi herbs on cell apoptosis and related gene expression in human gastric cancer grafted onto nude mice[J]. World J Gastroenterol, 2002, 8: 792-796.

[18] Zhao H, Zhao A, You S, et al. Growth-inhibiting and anti-metastasis effects of Wei chang' an Decoction on orthotopic transplant nude mouse model of human gastric cancer[J]. how Xi Yi Jie He Xue Bao, 2005, 3: 378-381.

[19] Ire J, Shao J, Lu Y, et al. Separation of ginseng active ingredients and their roles in cancer metastasis supplementary therapy[J]. Curr Drug Metab, 2013, 14: 616-623.

[20] Sun T Z, Yang F, Wang X. The clinical observation on Jianpi Jiedu Decoction in preventing metastasis after radical operation of gastric cancer[J]. Xin Zhong Yi, 2011, 43: 82-83.

[21] Guo H, Liu J X, Xu L, et al. Traditional Chinese medicine herbal treatment may have a relevant impact on the prognosis of patients with stage Ⅳ adenocarcinoma of the lung treated with platinum-based chemotherapy or combined targeted therapy and chemotherapy[J]. Integr Cancer Ther, 2011, 10 (2) : 127-137.

[22] Chang K H, Brodie R, Choong M A, et al. Complementary and alternative medicine use in oncology, a questionnaire survey of patients and health care professionals[J]. BMC Cancer, 2011, 11: 196.

● 胃癌治疗验案

病例5　胃癌纵隔淋巴结转移

【摘要】

患者胃癌术后9个月纵隔淋巴结转移，化疗1周期后，效果不佳，患者拒绝放化疗，于2011.04开始服用中药治疗至2014.08复查，腹部B超见腹腔淋巴结肿大，继续中药治疗。2015.02复查未见增大，肿瘤未见进展，一般状况良好。

【中医疗效评估】

荷瘤2011.04—2014.08单纯中药治疗，肿瘤稳定。

基本信息

姓名	性别	年龄	住院号	联系电话	籍贯
崔HF	女	61岁	235874	133××××7122	天津市河西区

【基本病史】

患者因上腹胀痛2个月入院。行胃镜检查示：胃窦溃疡。病理：低分化腺癌及黏液腺癌。2009.01.09行胃癌根治术+腹腔化疗术。术后病理：中至低分化腺癌，侵至浆膜，LN 0/37，$T_3N_0M_0$。

2009.02.09至2009.08.14予"CF+FT-207+草酸铂"方案化疗6周期，回输DC瘤苗治疗7个周期。2009.10.28入院复查，PET-CT考虑纵隔淋巴结转移。更换化疗方案予艾素+S-1化疗，2009.12.17复查CT较前未见明显变化，建议进一步化疗，但患者不同意化疗，出院。2011.04开始服用中药治疗至2014.08复查腹部B超见腹腔淋巴结肿大，继续中药治疗。2015.02复查未见增大，现患者一般情况较好。

【瘤科情况】

病史：胃癌术后6年余，淋巴结转移后5年余。

病理：中至低分化腺癌，侵至浆膜，LN 0/37，$T_3N_0M_0$

【理化检查】

时间	检查项目	结果
2009.01.05	盆腹部CT	符合胃窦肿物，请结合镜检；肝顶钙化点；盆腔平扫未见明显异常。
2009.01.05	胃镜	胃窦癌，肿物大小3cm×2cm×2cm
2009.01.09	术后病理	中至低分化腺癌，侵至浆膜，LN 0/37，$T_3N_0M_0$
2009.02.11	盆腹部CT	"胃术后"改变，周围液性包裹，建议定期复查；盆腔平扫未见明显异常
2009.04.29	盆腹部CT	与2009.02.11片比较：手术金属卡周围液体密度影范围较前缩小，余同前
2009.06.30	盆腹部CT	与2009.04.29盆腹部CT片比较：盆腔左侧部分肠管充盈不良，其余基本同前
2009.10.30	盆腹部CT	与2009.06.30 CT片比较：残胃与肝之间隐约液体密度本次未见显示，盆腔出现不规则软组织影，与邻近肠管分不开，左髂窝肠管充盈不良，余无显著变化，建议CT增强

续表

时间	检查项目	结果
2009.11.09	PET-CT	"胃癌"术后，残胃充盈欠佳，相当吻合口区未见明显复发征象；纵隔内右头臂静脉后结节，相应PET显示异常放射性浓聚，考虑为淋巴结转移；邻近吻合口胃壁局限性增厚，PET显像及延迟扫描后均见放射性浓聚，提示局部代谢增高，不除外复发；全结肠充盈不佳，未见明显造影剂，PET显像可见放射性浓聚，延迟显像后肠腔造影剂充盈即可，PET显示放射性浓聚较前减低，考虑为炎性病变；余未见明显恶性征象
2013.06.07	腹部B超	肝左叶钙化灶，胆囊泥沙样结石，胆总管扩张，请结合临床
2014.08.12	腹部B超	残胃胀气明显，建议进一步检查，肝左内叶胆管结石，胆囊泥沙样结石，上腹腔肿大淋巴结1.4cm×1.3cm，观察
2015.02.28	腹部B超	肝左内叶胆管结石，胆囊泥沙样结石，上腹腔肿大淋巴结1.4cm×1.2cm，观察

【治疗经过】

治疗经过

住院次数	时间	手术	放疗	化疗	靶向	生物	中药	评估
1	2009.01.04—2009.01.24	√						
2~7	2009.02.09—2009.08.14			√		√		
8	2009.10.02—2009.11.24			√			√	
9	2009.12.17—2009.12.30						√	

【化学治疗】

化学治疗

开始时间	化疗方案	化疗周期	评估
2009.02.09—2009.08.14	亚叶酸钙 400mg d1~2 替加氟 1000mg 奥沙利铂 150mg d1	6	
2009.10.28—2009.11.24	多西他赛 100mg d1 替吉奥胶囊 po	1	SD

【中药治疗】

四诊资料

面色萎黄，身重困倦，胃纳呆滞，口淡不渴，大便黏腻不易解，形体消瘦，舌色青紫，苔薄白，可见舌下结节，脉滑数。

治疗处方

2011.04.27		党参20g 醋商陆9g 白英20g 白花蛇舌草30g 制天南星54g 土茯苓30g 半枝莲30g 陈皮6g 茯苓10g 甘草3g 五加皮10g 仙鹤草30 醋香附10g 薏苡仁45g 瓜蒌30g 黄芪30g 预知子10g 青礞石10g 野葡萄根30g 醋五灵脂10g 白术10g 猫人参50g 土贝母6g 三七2g
2011.05.12	加	砂仁3g 法半夏9g 木香6g 人参5g
	减	党参20g 土茯苓30g
2011.05.26	加	败酱草30g 炙甘草3g 蒲公英10g
2011.06.09	加	石见穿30g 土茯苓30g
	减	五加皮10g 蒲公英10g 青礞石10g
2011.07.07	加	茵陈30g 川楝子10g
	减	砂仁3g 石见穿30g
2011.07.15	加	赭石30g 生姜3g 竹茹10g
	减	败酱草30g

续表

2011.07.27	加	醋鳖甲10g 胆南星6g
	减	制天南星30g 土茯苓30g 醋商陆9g
2011.08.04	加	广藿香10g 醋商陆9g 豆蔻6g
	减	胆南星6g 竹茹10g 黄芪30g
2011.08.17	加	黄芪10g
	减	仙鹤草30g
2011.09.01	加	当归10g 阿胶3g 制何首乌20g 鸡血藤30g
	减	生姜3g 醋鳖甲10g 人参5g 野葡萄根30g
2011.10.25	加	党参10g 瞿麦30g
	减	土贝母6g
2011.12.30	加	杜仲20g 桑螵蛸10g 生牡蛎20g 土贝母6g
	减	瞿麦30g 甘草3g 薏苡仁30g 广藿香10g 鸡血藤30g
2012.01.16	加	浙贝母10g
	减	土贝母10g
2012.02.07	加	土茯苓30g 木瓜10g 土贝母6g
	减	豆蔻6g 浙贝母10g 黄芪30g
2012.03.20	加	薏苡仁30g 广藿香10g 黄芩10g 豆蔻6g
	减	当归10g 阿胶3g 赭石15g
2012.04.05	加	补骨脂10g 车前子30g 生姜3g 仙鹤草30g
	减	桑螵蛸10g 土茯苓30g 制何首乌20g 预知子10g
2012.05.10	加	山萸肉30g
	减	木香10g 车前子30g
2012.11.13	加	木香6g 桑螵蛸10g 天龙4g 黄芪30g
	减	山萸肉30g 广藿香10g 黄芩10g 木瓜10g 牡蛎20g 茵陈30g

续表

2012.12.27	加	预知子10g
	减	川楝子10g
2013.01.22	加	连翘20g 黄芩10g 茵陈30g 广藿香10g 豆蔻10g
	减	木香5g 桑螵蛸10g 砂仁10g 杜仲20g 仙鹤草30g 补骨脂10g 干姜10g 醋香附10g
2013.03.06	加	木香5g 桑螵蛸10g 砂仁10g 杜仲20g 仙鹤草30g 补骨脂10g 干姜10g 醋香附10g 浙贝母10g
	减	连翘20g 黄芩10g 土贝母10g 茵陈30g 广藿香10g 豆蔻10g
2013.04.17	加	藤梨根30g
	减	猫人参30g
2013.07.11	加	乌梅10g 僵蚕10g
	减	藤梨根30g 醋五灵脂10g 桑螵蛸10g 预知子10g
2013.09.24	加	姜炭3g 白茅根30g 木瓜10g 生牡蛎30g 煅瓦楞子30g
	减	干姜10g 杜仲20g 浙贝母10g
2014.06.17	加	鸡内金30g
	减	白茅根30g 生牡蛎30g 僵蚕10g
2015.03.10	加	当归10g 桔梗10g 生姜10g 制吴茱萸10g 紫苏叶30g 槟榔10g 柴胡10g 白芍10g
	减	乌梅10g 瓜蒌20g 砂仁10g 醋香附10g

讨论

患者为胃癌术后纵隔淋巴结转移，化疗1周期因无法耐受，仅以中药治疗。患者化疗结束不久，体力尚未完全恢复，结合四诊资料，将其辨为痰瘀互结证。痰浊，是胃癌发生、发展极其重要的物质基础，在胃癌的发生、发展及转移中起至关重要的作用，因此，消痰散结是治疗胃癌的基本法则，应该贯穿整个治疗过程之中。

所立处方由《丹溪心法附余》中的礞石滚痰丸演化而来。以礞石攻消痰积，配以薏苡仁、瓜蒌、制天南星、土茯苓增强化痰散结之效，土贝母、醋商陆软坚散结以化癥瘕，三七、醋五灵脂活血化瘀，患者化疗后热毒尚存，以白花蛇舌草、半枝莲、白英清热解毒以制伏阳，治疗消化道肿瘤疗效甚好。党参、陈皮、白术、茯苓益气健脾、燥湿化痰，配以仙鹤草、五加皮补虚强壮共扶正气。因木来克土，全方兼顾少阳，从肝论治，方选甘露消毒丹（《医效秘传》）加减，豆蔻、广藿香芳香化浊，醒脾和中；茵陈疏泄中焦湿热而清热解毒。香附、预知子、猫人参、醋五灵脂主入肝经，前两药兼顾疏肝理气，全方祛邪兼顾扶正，帮助患者遏制肿瘤进展同时尽快恢复体力。随后根据患者症状随症加减变换处方，2011.07.15加入参赭培气汤（《医学衷中参西录》），以人参培补太阴，代赭石通阳明腑气，是太阴阳明同治之方。2012.03.20患者出现肝胆湿热证，方选甘露消毒丹（《医效秘传》）加减，豆蔻、广藿香芳香化浊，醒脾和中；茵陈疏泄中焦湿热而清热解毒。

附方

1. 礞石滚痰丸（《丹溪心法附余》）：大黄（酒蒸）、片黄芩（酒洗净）各240g，礞石（捶碎，同焰硝30g，投入小砂罐内盖之，铁线缚定，盐泥固济，晒干，火煅红，候冷取出）30g，沉香15g。

2. 参赭培气汤（《医学衷中参西录》）：潞党参6钱，天门冬

4钱，生赭石（轧细）8钱，清半夏3钱，淡苁蓉4钱，知母5钱，当归身3钱，柿霜饼5钱（服药后含化，徐徐咽之）。

3. 甘露消毒丹（《医效秘传》）：飞滑石十五两，绵茵陈十一两，淡黄芩十两，石菖蒲六两，川贝母五两，木通五两，藿香四两，射干四两，连翘四两，薄荷四两，白豆蔻四两。

病例6　胃癌胰腺转移术后

【摘要】

患者于2010.06确诊胃癌术后病理为$T_4N_1M_0$ Ⅳ期，化疗12周期后单纯中药治疗，稳定至2014.06，复查出现腹腔淋巴结转移。口服xeloda单药3周期，患者因反应大停止化疗，单纯中药治疗。

【中药疗效评估】

荷瘤2011.02—2014.06单纯中药治疗，肿瘤稳定。

基本信息

姓名	性别	年龄	住院号	联系电话	籍贯
杨DT	男	59岁	265895	137××××5205	天津市河东区

【基本病史】

患者于2010.05因上腹痛半年余就诊，2010.06.01于天津市第三中心医院行胃大部切除术+毕式吻合术3/3。术后恢复顺利。病理：胃低分化腺癌，侵犯全层，区域淋巴结及软组织转移结节1枚，并见累犯至异位胰腺组织。

2010.06.30于天津肿瘤医院胃部肿瘤科行残胃次全切除术+腹腔淋巴结清扫（B2D2）+氟尿嘧啶800mg腹腔化疗+铜绿假单胞菌

注射液20mg腹腔用药。2010.08.10至2011.01.23行FOLFOX4方案化疗12周期，其后定期复查。

2014.06.18复查PET-CT示：胰头旁多发结节影并最大结节影并最大结节代谢轻度升高，淋巴结多发转移不除外。

2014.06.23至2014.06.27拟行xeloda单药口服方案化疗，具体为xeloda 2g pobid d1-14 q3w。患者用药3周期后因胃肠道反应大，出现严重恶心呕吐，故终止化疗。后患者至武警总医院就诊，继续行静脉全身化疗3周期（具体方案不详），复查肿瘤标记物有所升高，故回医院就诊。患者2010.09开始中药治疗至2014年年底，因挂号困难，且患者病情平稳，停用中药。2015.04复查CT示胰头前方结节影较前明显缩小，现患者一般状况良好。

【瘤科情况】

病史：胃癌胰腺转移术后5年。

病理：胃低分化腺癌，侵犯全层，区域淋巴结及软组织转移结节1枚，并见累犯至异位胰腺组织。$T_4N_1M_0$。

【理化检查】

检查时间	检查项目	结果描述
2010.06.25	CT	胃癌术后，胃体小弯略增厚，定期观察；肝脏多发低衰结节，考虑囊性；盆腔扫描未见明显异常
2010.07.28	CT	与2010.06.25CT比较：肝胃韧带区软组织肿块，考虑淋巴结转移，双侧精囊饱满，密度减低，建议进一步检查，余无显著变化

续表

检查时间	检查项目	结果描述
2010.08.09	PET-CT	"胃癌切除"术后，相当原手术切口处及吻合口区软组织略增厚，PET显像及延迟扫描均可见放射性浓聚，提示代谢增高，考虑与手术有关，密切观察；肝胃韧带区密度不均匀，PET显示放射性浓聚，延迟扫描PET显像未见明显放射性浓聚，考虑为炎性病变可能性大；左侧上颌窦黏膜增厚，PET显示放射性浓聚，考虑为炎性病变；左侧内乳区结节，PET显像未见明显放射性浓聚，考虑为淋巴结炎性反应性增生；双肺斑片，右下肺单薄小结节，PET显像未见明显放射性浓聚，考虑为炎性肉芽肿性病变；脾大；肝多发囊肿；余全身PET代谢显像及CT显像未见明显变化
2010.10.06	CT	胆囊窝积液较前增多，胆囊壁增厚，余未见明显变化
2010.11.22	CT	与2010.10.06CT比较无显著变化
2010.12.24	胃镜	胃癌术后未见明确肿物
2011.08.30	PET-CT	胃癌术后化疗后，肠管吻合口处PET显像可见放射性浓聚，考虑为术后炎性改变可能性大，观察；肝包膜下积液；余全身PET代谢显像及CT显像未见明显变化
2011.12.23	增强CT	与2011.08.30PET-CT比较：胆囊窝及镰状韧带附着处积液略减少，余无显著变化
2012.05.18	增强CT	与2011.12.23上腹及盆腔CT比较：胆囊窝及镰状韧带附着处积液略减少，余无显著变化
2012.11.14	CT平扫	与2012.05.18日片比较：盆腹腔未见明显变化
2013.06.13	CT平扫	与2012.11.14片比较，总体未见明显变化

续表

检查时间	检查项目	结果描述
2014.06.13	增强CT	与2013.06.13CT比较，胰头钩突前方多发结节，不除外转移瘤，建议MRI检查，余无显著变化
2014.06.18	PET-CT	PET-CT示：胰头旁多发结节影并最大结节影代谢轻度升高，淋巴结多发转移不除外
2015.04.13	CT平扫	与2014.06.13片比较，胰头前方结节影较前明显缩小，所示双肺散在胸膜下小结节影，建议结合胸CT检查，余无显著变化

【治疗经过】

住院次数	时间	手术	放疗	化疗	靶向	生物	中药	评估
1	2010.06.22—2010.07.11	√						
2~13	2010.07.28—2011.01.26			√				SD
14	2014.06.23—2014.06.27			√			√	SD

【化学治疗】

开始时间	化疗方案	化疗周期	评估
2010.08—2011.01	奥沙利铂 150mg d1 亚叶酸钙 300mg d1~2 氟尿嘧啶 500mg d1~2 ivd 1 000mg d1~2 civ	q2w×12	SD
2014.06	xeloda单药口服 2g bid	3	

【中医中药】

四诊资料

虚烦失眠，心悸不安，头目眩晕，咽干口燥，舌红少苔，脉弦细。

中药处方

2010.09.09		黄芪 30g　白术 20g　鸡血藤 15g　女贞子 20g　甘草 6g　党参 20g　当归 10g　阿胶 12g　酸枣仁 10g　茯苓 20g　川芎 12g　何首乌 10g　牡蛎 30g
2010.09.22	加	三七 6g　姜黄 20g
2010.10.07	加	肉苁蓉 10g
2011.05.04		厚朴 6g　蜂房 20g　瞿麦 30g　石见穿 30g　白花蛇舌草 30g　土茯苓 30g　藤梨根 30g　天龙 3g　白芍 10g　半枝莲 30g　醋鳖甲 10g　柴胡 12g　制川乌 3g　当归 10g　地榆 10g　茯苓 10g　甘草 3g　枸杞子 10g　薏苡仁 30g　玄参 10g　浙贝母 10g　龙葵 15g　野葡萄根 30g　白术 10g　土贝母 6g　醋商陆 9g　三七 2g
2011.07.05	加	桑螵蛸 10g　山药 10g　益智仁 10g　黄芩 10g
	减	厚朴 6g　白芍 10g　醋鳖甲 10g　制川乌 3g　当归 10g　地榆 10g　枸杞子 10g　玄参 10g　浙贝母 10g
2011.08.02	加	郁金 10g　醋鳖甲 20g　合欢皮 30g　预知子 10g　石榴皮 10g
	减	蜂房 10g　桑螵蛸 10g　山药 10g　土茯苓 30g　益智仁 10g
2011.08.15	减	预知子 10g
2011.08.19	加	桑螵蛸 10g　酸枣仁 30g　乌药 10g
	减	瞿麦 10g　醋鳖甲 20g　茯苓 10g　甘草 3g　薏苡仁 30g　白术 10g
2011.09.13	加	法半夏 9g　白英 20g　百合 10g
	减	土贝母 6g

续表

2011.09.22	加	王不留行30g
	减	百合10g
2011.09.30	加	蜂房5g
	减	石见穿30g　王不留行30g　醋商陆9g
2011.11.08	加	山药10g　天麻10g　川芎12g　益智仁10g　海螵蛸10g
	减	法半夏9g　白英20g　石榴皮10g
2011.11.23	加	远志6g
	减	郁金10g
2011.12.08	加	补骨脂10g　鸡内金10g
	减	远志6g
2011.12.22	加	夏枯草10g　土贝母6g
	减	藤梨根30g
2012.01.05	加	白英20g
	减	夏枯草10g
2012.01.17	加	蜂房5g
	减	天麻10g　川芎12g　龙葵15g
2012.02.03	加	百合10g
2012.02.17	加	大腹皮30g　厚朴6g
	减	鸡内金10g
2012.03.22	加	木香6g
	减	大腹皮30g
2012.04.05	加	甘草3g
2012.04.17	加	党参30g　黄芪30g
	减	蜂房5g　酸枣仁10g

续表

2012.05.03	加	麦冬10g 赭石15g
	减	百合10g
2012.05.17	加	预知子20g
	减	乌药10g 益智仁10g
2012.06.07	加	藤梨根30g
	减	麦冬10g 木香6g
2012.08.14	加	山豆根6g 仙鹤草30g
	减	厚朴6g 海螵蛸10g 赭石15g
2012.10.23	减	山豆根6g 合欢皮10g
2012.12.28	加	决明子10g 菊花10g 桑叶10g 龙葵10g
	减	仙鹤草30g 预知子30g
2013.01.08	加	苍术20g
2013.01.22	加	郁金10g 醋商陆9g 防风10g 牡丹皮10g 荆芥10g
	减	天龙5g 决明子10g 菊花10g 桑叶10g 苍术20g 补骨脂10g
2013.03.04	加	合欢皮30g 浙贝母10g
	减	土贝母10g
2013.03.19	加	制远志5g
2013.04.02	加	决明子10g 生牡蛎15g
2013.04.16	减	防风10g 荆芥10g
2013.04.29	加	桑螵蛸10g 白芍10g
	减	牡丹皮10g
2013.07.22	加	木鳖子2.5g 木香5g
	减	山药10g
2013.09.18	加	首乌藤30g
	减	木鳖子2.5g

续表

日期		加减
2013.12.10	加	夏枯草30g 法半夏5g
	减	桑螵蛸10g
2013.12.24	加	桑叶10g
	减	首乌藤30g
2014.03.11	减	白英20g 决明子10g 藤梨根30g 龙葵10g 桑叶10g 浙贝母10g
2014.07.22	加	天龙5g 猫爪草30g
	减	野葡萄根15g 远志10g 合欢皮30g 夏枯草30g 半枝莲20g 白芍10g 白花蛇舌草20g
2014.08.06	加	蒲公英20g 桑叶10g
	减	郁金10g
2014.08.21	加	大青叶15g
2014.12.05	加	太子参15g
	减	黄芪30g
2014.12.30	加	甘草3g 制天南星30g 半枝莲20g 白花蛇舌草20g
	减	大青叶15g 太子参15g

讨论

患者胃癌术后，初诊时因辅助化疗反应较大，不能坚持继续化疗就诊，考虑"急则治其标，缓则治其本"，为使其坚持完成辅助化疗，先尽量帮助患者缓解症状。肝与脾胃关系密切，患者结合四诊资料辨证为肝血不足，阴虚内热所致失眠，处方以酸枣仁汤（《金匮要略》）为基础加减。酸枣仁，养血补肝，宁心安神，茯苓宁心安神，川芎调畅气机，疏达肝气，酸敛辛散并用，相反相成，具有养血调肝之妙。党参、白术、茯苓、甘草、黄芪、当归健脾益气，养血保肝。女贞子、制何首乌、阿胶入少阴经，补肝肾，滋水涵木，有助于化疗期间骨髓抑制的对症治疗。牡蛎敛阴抑酸，软坚散结，对胃癌效果较好。患者用药后症状缓解，完成12周期的辅助化疗。

2011.05患者就诊时处方改为以预防肿瘤复发转移为主。肝与脾胃关系密切，肝乘脾，木克土，肝藏血，主疏泄，喜条达而恶抑郁，即所谓"肝体阴而用阳"。处方以逍遥散（《太平惠民和剂局方》）为基本方加减。柴胡疏肝解郁，使肝气调达，白术、茯苓、甘草健脾益气，实现肝脾同治。三七、野葡萄根、石见穿活血化瘀。藤梨根、龙葵、白花蛇舌草、半枝莲、石见穿清热解毒抗癌，清热需养阴，芍药、玄参、当归敛阴养血。薏苡仁、瞿麦、浙贝母化痰利湿，同时预防夹湿所致缠绵。醋鳖甲、土贝母、醋商陆软坚散结抗肿瘤，地榆对症升白。全方攻补兼施，肝脾同治，患者单纯中药治疗3年余肿瘤未进展。

附方

1. 酸枣仁汤（《金匮要略》）：酸枣仁（炒）15g，甘草3g，知母、茯苓、川芎各6g。

2. 逍遥散（《太平惠民和剂局方》）：甘草4.5g，当归、茯苓、芍药、白术、柴胡各9g，烧生姜1块，薄荷少许。

病例7　胃癌肝转移

【摘要】

患者于2010.05确诊胃癌肝转移，未手术，予依托泊苷+顺铂化疗6周期。2011.04开始中药治疗，肿瘤进展缓慢。至2013.01患者停用中药。2013.08发现多发骨转移。2013年年底死亡。

【中医疗效评估】

晚期未手术，2011.04—2013.01单纯中药治疗肿瘤稳定，停药后进展。

基本信息

姓名	性别	年龄	住院号	联系电话	籍贯
魏JL	女	60岁	263846	131××××8904	天津市河北区

【基本病史】

患者因恶心并偶有反酸2013.05就诊于天津市南开医院。胃镜检查示：胃底胃体交界处可见一0.3cm×0.3cm肿物。胃镜病理示：考虑类癌。CT示：胃体后壁及胃窦充盈不良，胃左动脉区见肿大淋巴结，肝左右叶多发肿物，考虑转移。肝脏穿刺病理：类癌。于2010.06.07—2010.09.15行EP方案化疗6周期，化疗期间出现Ⅱ度骨髓抑制。4周期后复查CT，疗效评价为SD。2011.04开始中药治疗，肿瘤进展缓慢，至2013.01患者停用中药，2013.08发现多发骨转移，2013年年底死亡。

【瘤科情况】

病史：发现胃癌肝转移5年。

病理：类癌（胃镜）。

【理化检查】

检查时间	检查项目	结果描述
2013.05	胃镜	类癌
2010.05.21	强化CT	胃体后壁肿物及胃窦充盈不良；胃左动脉区见淋巴结增大；肝脏左右叶多发肿物，考虑为转移；脾大
2010.07.22	强化CT	与2010.05.21上腹CT片比较：胃小弯肿物及胃左动脉区小结节较前有所缩小，肝内结节略缩小
2010.09.06	强化CT	与2010.07.22 CT片比较：整体未见明显变化
2011.06.28	CT	胃大弯侧肿物较前略增大，余无显著变化
2011.12.09	CT	与2011.06.28CT片比较：胃大弯侧肿物较前略增大，余无显著变化
2012.06.05	CT	上腹部与2011.12.19片比较：胃体肿物增大，其余未见明显变化。盆腔扫描子宫体缺如，宫颈呈线样，请结合临床手术史
2012.11.12	CT	与2012.06.05片比较：原胃窦肿物此次显示相邻胃角受累，肝右叶低衰结节边缘较前清楚，其余腹盆部未见明显变化
2013.03.11	CT	与2012.11.12 CT片比较：肝胃韧带区结节较前稍缩小，余无显著变化
2013.08.15	CT	与2013.03.11片比较：胃腔内肿物略有缩小，部分椎体密度不均匀，椎7～9、胸12～腰2椎体高度变扁，不除外骨转移，请结合ECT或MR检查，其余基本同前
2013.08.22	ECT	全身骨显像清晰，两侧对称，放射性分布不均匀，予胸椎7、8/11、12、腰椎1/2右前3、6肋、右髋关节可见异常放射性浓集区，其余诸骨未见明显异常。双肾影淡，膀胱可见正常生理性分布。多发骨病变（建议结合相关检查）

续表

检查时间	检查项目	结果描述
2013.08.26	MRI	所示胸腰椎多发骨质信号异常，考虑骨转移。胸腰椎退行性改变；胸12/腰1、腰4/5椎间盘轻度后突

【治疗经过】

住院	时间	手术	放疗	化疗	靶向	生物	中药	评估
1	2010.05.20—2010.06.14			√				
2	2010.06.28—2010.07.12			√				
3	2010.07.22—2010.08.02			√				
4	2010.08.16—2010.08.24			√				
5	2010.09.06—2010.09.15			√				
6	2010.09.27—2010.10.11			√				

【化学治疗】

开始时间	化疗方案	化疗周期	评估
2010.06—2010.10	依托泊苷 100mg d1~5 顺铂 40mg d1~3	6	SD

【中医中药】

四诊资料

面色萎白，语声低微，气短乏力，食少便溏，失眠多梦，心悸不安，舌红，苔薄白，脉细数。

中药处方

2011.04.29		郁金30g 醋商陆9g 石见穿30g 白花蛇舌草30g 酸枣仁10g 太子参30g 制天南星30g 天龙5g 柏子仁10g 半枝莲30g 茯苓10g 甘草3g 海藻30g 合欢皮30g 预知子10g 野葡萄根30g 白术10g 猫人参50g 土贝母6g 三七2g
2011.05.26	加	凌霄花6g
2011.06.24	加	重楼10g
	减	石见穿30g
2011.07.07	加	百合30g
	减	柏子仁10g 海藻30g 预知子10g
2011.08.09	加	法半夏9g 地榆10g 鸡血藤30g
	减	百合30g 酸枣仁10g 重楼10g
2011.09.01	加	柏子仁10g 煅瓦楞子30g
	减	法半夏9g
2011.09.29	加	酸枣仁10g 藤梨根30g 苍术10g 阿胶3g 炙甘草3g 竹茹10g 苦参6g 石菖蒲6g
	减	醋商陆9g 制天南星30g 猫人参50g
2011.10.25	加	醋龟甲10g 龙骨20g 牡蛎20g
	减	土贝母6g 地榆10g 鸡血藤30g 凌霄花6g 野葡萄根30g 白术10g
2011.11.23	加	远志6g
	减	郁金30g
2011.12.09	加	桑寄生30g 牛膝30g 杜仲20g
	减	太子参30g
2012.05.02	加	五味子6g
	减	柏子仁10g

2012.06.07		赭石30g 法半夏9g 茵陈30g 三七2g 生姜3g 白英20g 白花蛇舌草30g 蛇莓3g 太子参30g 藤梨根30g 天龙5g 半枝莲30g 甘草3g 炙甘草3g 竹茹10g 广藿香10g 黄芩10g 龙葵15g 煅瓦楞子30g 野葡萄根30g 豆蔻6g
2012.07.20	加	砂仁3g
	减	豆蔻6g
2012.07.31	加	党参20g 大腹皮30g 厚朴6g 首乌藤30g 当归10g 徐长卿10g 黄芪20g 鸡血藤30g 预知子10g 醋商陆9g
	减	赭石30g 太子参30g
2012.09.18	加	吴茱萸3g 仙鹤草60g 浙贝母30g
	减	砂仁3g 厚朴6g 白花蛇舌草30g 首乌藤30g 蛇莓30g 徐长卿10g 龙葵15g 预知子20g
2012.12.04	加	猫人参40g 凌霄花10g 瞿麦40g 土贝母10g 白芍10g
	减	茵陈30g 大腹皮30g 藤梨根30g 吴茱萸3g 浙贝母30g 黄芩10g 广藿香10g 豆蔻6g
2013.01.15	减	煅瓦楞子45g

讨论

患者胃癌确诊时已出现肝转移，未行手术，仅化疗6周期后单独中药控制。考虑患者肿瘤负荷较重，初治时以海藻配伍甘草为立方之本，二者合用属于十八反之一，为配伍禁忌。但历代医家早已打破此禁忌。《医宗金鉴》的通气散坚丸、海藻玉壶汤，《疡医大全》中"内消瘰疬丸"，李东垣"散肿溃坚汤"和《本草新编》中均有海藻和甘草合用。此方用海藻配伍甘草，加天龙、醋商陆、土贝母、制天南星以软坚化痰散结，强有力地控制肿瘤。肝与脾胃关系密切，且患者肝转移，方中郁金、预知子、猫人参、石见穿从肝论治，初治时患者一般情况较差，心悸失眠症状明显，以合欢皮、酸枣仁、郁金、柏子仁对症治疗，同时三七、野葡萄根、石见穿活血化瘀，白花蛇舌草、半枝莲、石见穿清热解毒，太子参、白术、茯苓、甘草四君子益气健脾以攻补兼施。患者用此方肿瘤得到控制，心悸失眠等不适症状逐渐缓解，2012.06患者少阳肝胆湿热所致消化道症状较明显，治以甘露消毒丹（《医效秘传》）为基本方加减。同时配伍降逆下气、化痰止呕、清热解毒等药物迅速缓解胃肠道不适症状。整个中药治疗过程中患者肿瘤进展缓慢，患者一般情况较好，2013年年初患者因挂号困难等原因停药后，肿瘤迅速进展，出现全身多发骨转移，2013年年底患者死亡。

附方

甘露消毒丹（《医效秘传》）：飞滑石十五两，绵茵陈十一两，淡黄芩十两，石菖蒲六两，川贝母五两，木通五两，藿香四两，射干四两，连翘四两，薄荷四两，白豆蔻四两。

病例8 胃癌肝转移

【摘要】

患者2011.10确诊胃癌腹腔转移伴腹水，未行手术，予以放腹水和对症治疗后，症状较前改善。2011.11—2013.08予多次化疗。2012.01开始中药治疗至2013.08，患者病情进展，2013.10死亡，总生存时间23个月。

【中医疗效评估】

晚期未手术，2012.01—2013.08中药联合化疗，生存期延长。

基本信息

姓名	性别	年龄	住院号	联系电话	籍贯
陈JG	男	43岁	298674	—	天津市

【基本病史】

患者2011.10确诊胃癌腹腔转移伴腹水，对症治疗后，症状较前改善。2011.11.04予腹腔热灌注化疗1次，2011.11—2012.03予以TDLF方案化疗5周期。2012.04—2012.05给予TP方案化疗2周期，2012.07口服卡培他滨单药1周期，2012.09—2012.10口服替吉奥胶囊2周期。2012.10—2012.11给予奈达铂+替吉奥胶囊方案化疗2周期。2013.01口服替吉奥胶囊1周期。2013.03—2013.04行VM-26+THP+S1方案化疗2周期。2013.05行VM-26+DOC+S1方案化疗1周期。2013.06更改为DOC+CBP方案化疗1周期。2013.8予FOLFOX联合CBP腹腔热灌注化疗1周期，2013.09对症治疗。2012.01开始中药治疗至2013.08，患者病情进展，2013.10死亡。

【理化检查】

检查时间	检查项目	结果描述
2011.10.28	病理	（胃底）低分化腺癌
2011.10.26	CT	胃底壁后，肿瘤病变不除外，请结合胃镜检查；腹膜及网膜增厚，并多发结节，考虑转移；肝胃韧带区、肠系膜根部、腹主动脉旁及双侧腹股沟区多发小淋巴结；腹水
2011.10.31	PET-CT	盆腔腹膜、大网膜、肠系膜弥漫增厚，代谢异常增高，首先考虑为恶性病变；胃底区壁增厚，代谢增高，恶性病变不能除外

续表

检查时间	检查项目	结果描述
2011.11.09	CT	胃底及胃体区胃壁增厚。考虑胃癌，伴贲门受累及，请结合镜检。大网膜增厚伴多发结节，肠系膜混浊，腹腔及腹膜后多发结节，考虑转移；伴腹水。肝内低密度灶，建议强化进一步检查。双侧胸腔积液，双肺下叶膨胀不全，左肺舌叶及右肺下叶炎性浸润，请结合胸部检查
2012.01.09	CT	与2011.11.09上腹及盆腔CT相比：胃底、贲门区及邻近胃体小弯侧胃壁增厚较前有所减轻，腹腔积液较前减少，大网膜结节部分较前缩小。双肺索条，心包局限少量积液
2012.03.06	CT	与2012.01.09CT比较：胃底贲门区及邻近胃体胃壁较前稍显增厚，腹腔积液较前稍有减少，所见双大腿上端肌肉萎缩，局部肌肉内可见低密度灶
2012.04.23	CT	与2012.03.06片比较：整体未见明显变化
2012.06.01	MR	肝右叶囊肿，腹水
2012.08.13	CT	上腹部与2012.04.23片比较：此次全胃充盈不良，观察不如原片清楚，请结合上消化道复查。胸部及盆腔与2012.03.06片比较未见明显变化
2012.09.02	CT	与2012.08.13CT比较，整体未见明显变化
2013.01.14	CT	与2012.09.02片比较：上腹部胃仍显示充盈不良，胃体小弯、胃底增厚略显变薄，但胃角、窦交界处充盈不满意，与盆腔比较未见明显变化
2013.05.06	CT	与2013.01.14上腹及盆腔CT比较：腹水，腹膜不均匀增厚，余无显著变化
2013.08.08	CT	与2013.07.05上腹及盆腔CT片比较：腹盆腔积液较前增多，网膜及腹膜增厚加重，腹膜后多发淋巴结较前增大，余无显著变化

【治疗经过】

住院次数	时间	手术	放疗	化疗	靶向	生物	中药	评估
1~2	2011.11.04—2011.12.22			√				
3~16	2012.01.04—2013.08.30			√			√	
17	2013.09.10—2013.09.30						√	
18	2013.10.09—2013.10.28						√	

【化学治疗】

开始时间	化疗方案	化疗周期	评估
2011.11.04	DDP 100mg 腹腔灌注 d1	1	
2011.11.17	多西他赛 60mg iv d1, d8 奥沙利铂 150mg iv d1 亚叶酸钙 200mg iv d1~5 氟尿苷 500mg iv d1~5	1	
2011.12.13	多西他赛 60mg iv d1, d8 奥沙利铂 200mg iv d1 亚叶酸钙 200mg iv d1~5 氟尿苷 500mg iv d1~5	1	
2012.01—2012.03	多西他赛 120mg iv d1, d8 奥沙利铂 200mg iv d1 亚叶酸钙 200mg iv d1~5 氟尿苷 500mg iv d1~5	3	SD
2012.04—2012.05	多西他赛 120mg iv d1 奥沙利铂 200mg iv d2	2	SD
2012.07	卡培他滨 1.5mg po d1~14	1	SD
2012.09—2012.10	替吉奥胶囊 50mg po bid×14d	2	
2012.10—2012.11	奈达铂 50mg iv d1~2 替吉奥胶囊 50mg po bid×14d	2	

开始时间	化疗方案	化疗周期	评估
2013.01	替吉奥胶囊 50mg po bid×14d	1	
2013.03—2013.04	VM-26 100mg iv d1~3 THP 20mg iv d1~2 S1 50mg po bid d1~14	2	
2013.05	VM-26 100mg iv d1~3 DOC 60mg iv d1, d8 S1 50mg po bid d1~14	1	
2013.06	DOC 60mg iv d1, d8 CHP 400mg iv d1	1	PD
2013.08	赫赛汀 220mg iv d0, d7 奥沙利铂 200mg iv d1 亚叶酸钙 200mg iv d1~5 氟尿苷 500mg iv d1~5 卡铂 40mg 腹腔灌注 d1		

【中医中药治疗】

四诊资料

脘腹胀满，不欲饮食，四肢倦怠无力，舌红，苔白腻，脉弦滑。

中药处方

2012.01.29	赭石30g 泽漆10g 郁金10g 茵陈30g 大腹皮30g 厚朴6g 三七2g 木香6g 瞿麦30g 生姜3g 葶苈子10g 半边莲30g 茯苓10g 蜈蚣2g 广藿香10g 黄芩10g 龙葵10g 猫爪草30g 预知子10g 土贝母10g 醋商陆9g 马鞭草30g 法半夏9g 豆蔻6g
2012.02.07	加 干姜3g 吴茱萸3g

2012.02.17	加	胆南星6g　旋覆花10g　芥子10g　醋延胡索30g　醋五灵脂10g　菝葜30g　蜂房10g
	减	木香6g　猫爪草30g　预知子10g　醋商陆9g
2012.03.19	加	白英20g
	减	赭石15g　生姜3g
2012.05.15	加	鸡血藤30g　野葡萄根15g　马鞭草20g
	减	芥子10g　赭石30g　葶苈子10g
2012.06.14	加	木香6g　太子参30g　葶苈子10g　陈皮6g　甘草6g　白术10g
	减	胆南星6g　旋覆花10g　鸡血藤30g　野葡萄根15g　醋五灵脂10g　菝葜20g　豆蔻6g
2012.07.31	加	全蝎3g　柴胡30g　党参10g　石见穿30g　薏苡仁30g
	减	泽漆10g　三七2g　厚朴6g　大腹皮30g　蜈蚣2g　太子参30g　广藿香10g　茵陈30g　蜂房5g
2012.09.04	加	蜂房5g　茵陈30g　天龙6g　广藿香10g　猫爪草30g　醋商陆9g　豆蔻6g
	减	醋延胡索30g
2012.09.19	加	前胡10g　蜜紫菀10g　枇杷叶10g
	减	猫爪草30g
2012.09.26	加	仙鹤草30g　石榴皮10g
2012.10.24	加	柿蒂6g　竹茹10g
	减	蜜紫菀10g　枇杷叶g
2012.11.6	加	大腹皮30g　厚朴6g　猫爪草30g　炒莱菔子10g
	减	前胡10g　柿蒂6g　陈皮6g　薏苡仁30g　竹茹10g
2012.11.26	减	党参10g　木香6g　仙鹤草30g　炒莱菔子10g　石榴皮20g　马鞭草10g

续表

2012.12.24	加	远志15g　合欢皮30g
	减	大腹皮30g
2013.01.08	加	煅瓦楞子30g
	减	厚朴10g　葶苈子10g
2013.01.22	加	醋五灵脂10g　乌药10g　大腹皮20g　黄芪30g　牵牛子10g　醋香附10g　醋三棱10g　醋莪术30g　炒莱菔子10g　百合10g　党参10g
	减	甘草3g　半边莲15g　郁金10g　合欢皮30g　龙葵10g　猫爪草30g　石见穿30g　吴茱萸5g　制远志10g　茯苓5g　煅瓦楞子30g
2013.03.04	加	竹茹10g
	减	百合10g
2013.03.21	加	煅瓦楞子30g　柿蒂10g　醋延胡索10g
	减	炒莱菔子10g　党参10g
2013.04.02	加	制何首乌10g　醋延胡索10g
	减	竹茹10g　干姜3g　柿蒂10g　党参10g
2013.04.25	加	赭石30g　竹茹10g　生姜10g　柿蒂10g
	减	白术10g　制何首乌10g　大腹皮30g
2013.05.23	加	大腹皮20g　柏子仁10g
	减	生姜10g　赭石30g
2013.06.28	减	竹茹10g　柿蒂 10g
2013.07.29	加	紫苏子30g　陈皮6g　木香5g　煅瓦楞子45g
	减	柏子仁 10g
2013.08.27	加	茯苓 30g　赭石 30g　生姜 10g　柿蒂10g
	减	乌药 10g　紫苏子 30g　陈皮6g　法半夏30g　蜂房10g　醋三棱10g　醋五灵脂10g　醋延胡索20g　煅瓦楞子45g　土贝母10g　牵牛子10g　大腹皮10g

讨论

患者胃癌晚期，反复腹水，多次化疗联合中药治疗，因化疗期间患者少阳肝胆湿热证明显，以甘露消毒丹加减（《医效秘传》）中茵陈、豆蔻、广藿香、黄芩清热利湿，芳香之品可辟秽化浊，宣湿浊之壅滞，令气畅而湿行。因木克土，患者肝郁气滞，痰湿较重，全方从肝论治，用半夏厚朴汤（《金匮要略》）中半夏、厚朴、生姜、茯苓，加代赭石以行气散结，降逆化痰，此配伍也有旋覆代赭石汤（《伤寒杂病论》）之意。大腹皮、厚朴、郁金、预知子、木香疏肝理气，肝为脾气之本，借以清脾之毒火，气顺则痰消结散，痰化则气行郁开。患者反复腹水，以龙葵、半边莲、葶苈子、马鞭草、瞿麦以清热解毒、利水消肿、活性通经。同时土贝母、蜈蚣、醋商陆、猫爪草、三七、泽漆攻毒祛邪共抗肿瘤。随后的治疗中根据患者症状随症加减，患者出现癌痛，处方加入百合、乌药、醋延胡索、醋五灵脂、醋香附、醋莪术等活血化瘀、行气止痛之药，患者用药后，胃肠道症状缓解，化疗顺利进行，肿瘤进展缓慢，患者生活质量提高，使如此晚期的患者生存期达2年。

附方

1. 甘露消毒丹（《医效秘传》）：飞滑石十五两，绵茵陈十一两，淡黄芩十两，石菖蒲六两，川贝母五两，木通五两，藿香四两，射干四两，连翘四两，薄荷四两，白豆蔻四两。

2. 半夏厚朴汤（《金匮要略》）：半夏、茯苓各12g，厚朴9g，生姜15g，苏叶6g。

3. 旋覆代赭石汤（《伤寒杂病论》）：旋覆花150g，人参100g，生姜250g，代赭石50g，甘草150g（炙），半夏0.5L（洗），大枣12枚（擘）。

病例9 胃癌肝转移

【摘要】

患者于2011.10确诊胃癌根治术后行辅助化疗,因化疗反应较大多次更换化疗方案,2012.10复查发现纵隔结节,予化疗联合中药治疗,后复查病灶未见进展,现仍坚持单纯中药治疗,患者病情平稳,未见肿瘤进展。

【中医疗效评估】

荷瘤2012.08—2015.05中药联合化疗,肿瘤稳定。

基本信息

姓名	性别	年龄	住院号	联系电话	籍贯
胡YX	男	62岁	301958	152××××9568	天津市河东区

【基本病史】

患者无明显诱因出现左上腹疼痛,2011.10.10于天津市第三中心医院行胃镜检查示:胃窦可见环形菜花样肿物,黏膜红肿糜烂,质硬、脆,易出血,蠕动消失。诊断为胃窦癌。2011.10.14于全麻下行胃癌根治胃空肠毕Ⅱ式吻合术。术后病理示:(胃)中—低分化腺癌,侵及胃壁全层;淋巴结:胃小弯5/8,胃大弯6/10,8组1/1,12A组1/2,7组1/1。术后行TDLF方案化疗1个周期,2011.12.20来天津市肿瘤医院第一次住院,予TDLF方案化疗2周期,2012.03因既往化疗后出现胃肠道反应及骨髓抑制,更换为TP方案化疗2周期,2012.05由于患者体质较差,给予氟脲苷+亚叶酸钙方案化疗1周期。2012.06行奈达铂60mg腹腔热循环灌注治疗2次。2012.08.28开始口服中药治疗，2012.10复查CT纵隔内可见多发小结节，脾前上方脂肪层内多发小结节，后给予替吉奥胶囊口服2周期，2013.03—2013.04行TP方案化疗2周期，2013.06奈达铂腹腔灌注化疗1周期。2013.10复查，病灶未见明显进展。现患者仍坚持单纯中药治疗，患者病情稳定，肿瘤未见进展。

【瘤科情况】

病史：胃癌术后3年半。

病理：（胃）中—低分化腺癌，侵及胃壁全层；淋巴结：胃小弯5/8，胃大弯6/10，8组1/1，12A组1/2，7组1/1。

【理化检查】

检查时间	检查项目	结果描述
2011.10.10	病理	（胃）中—低分化腺癌，侵及胃壁全层；淋巴结：胃小弯5/8，胃大弯6/10，8组1/1，12A组1/2，7组1/1
2011.11.18	CT	胃部分切除术后改变，肝左外叶—胃小弯侧间小囊性病变，考虑良性病变；胆囊内密度增高；左肾囊肿，脾前缘多发小结节，考虑副脾；双侧胸膜增厚，心包增厚
2011.12.22	CT平扫	双下肺多发条索，双侧胸膜增厚；所见"胃癌术后"改变，胃周脂肪层混浊并多发小结节；左肾低衰灶，胆囊腔内密度增高，建议结合腹部检查
2012.03.06	CT	与2011.12.22胸部CT相比：双肺下叶炎性浸润较前吸收好转，"胃癌术后"改变，脾脏前上方脂肪层内多发小结节，左肾低密度灶，考虑囊肿

续表

检查时间	检查项目	结果描述
2012.05	CT	左肺下叶血管末梢小结节样影，纵隔内可见多发小结节，未见明显肿大淋巴结。心包少量积液。所见部分胸椎骨质密度欠均匀。"胃癌术后"，未见明确复发肿物。与2012.03.06片比较：心包积液较前增多
2012.10.22	CT平扫	与2012.05.15片比较：心包积液较前减少
2013.02.25	CT	与2012.10.22片比较：整体无明显改变
2013.06.03	CT	与2013.02.25CT片比较：心包积液较前略显增多，余无显著变化，建议随诊复查
2013.09.17	CT	与2013.06.03胸腹CT比较：心包积液较前略减少，余整体未见明显变化
2014.03.25	CT	与2013.09.17CT片比较：未见显著变化，随诊复查

【治疗经过】

住院次数	时间	手术	放疗	化疗	靶向	生物	中药	评估
1	2011.10.10—2011.11.02	√						
2～8	2011.12.20—2012.07.09			√				
9～14	2012.10.15—2012.10.26			√			√	
15～17	2013.09.13—2014.10.23						√	

【化学治疗】

开始时间	化疗方案	化疗周期	评估
2011.11.23（三中心）	多西他赛 120mg iv d1 氟尿嘧啶 750mg iv d1 顺铂 80mg iv d1	1	

开始时间	化疗方案	化疗周期	评估
2011.12—2012.02	氟脲苷　500mg iv　d1~5 亚叶酸钙 200mg iv　d1~5 多西他赛 100mg iv　d1 奥沙利铂 200mg iv　d1		
2012.03—2012.04	多西他赛 60mg iv d1、8 奥沙利铂 200mg iv d1	2	
2012.05	氟脲苷　500mg iv d1~5 亚叶酸钙 200mg iv d1~5	1	
2012.06	奈达铂60mg 腹腔热循环灌注	2	
2012.10—2012.12	替吉奥胶囊 50mg po bid d1~14	2	SD
2013.03—2013.04	多西他赛 60mg iv d1、8 奥沙利铂 150mg iv d1	2	SD
2013.06.07	奈达铂 30mg 循环 d1 40mg 保留 d1	1	

【中医中药】

四诊资料

面色萎黄，形体消瘦，脘腹胀满，不思饮食，时有呕吐痞闷，舌淡，苔白腻，脉弦滑。

中药处方

2012.08.28		豆蔻6g　法半夏9g　三七2g　瞿麦30g　生姜3g　白英20g　太子参30g　天龙3g　大青叶15g　蜈蚣2g　浙贝母30g　广藿香10g　黄芩10g　炒建曲10g　麦芽30g　猫爪草30g　醋商陆9g　茵陈30g
2012.10.31	加	赭石30g　厚朴6g　葶苈子10g　半边莲30g
	减	大青叶15g　蜈蚣2g

续表

2013.01.03	加	制天南星30g
	减	浙贝母30g
2013.01.08	加	陈皮6g 白术10g 砂仁10g 木香5g 茯苓10g 甘草3g 预知子30g
	减	制天南星30g 麦芽10g 豆蔻10g
2013.04.26	加	泽泻20g
2013.05.31	加	煅瓦楞子30g 党参20g
	减	太子参15g
2013.07.08	加	仙鹤草20g 黄芪30g
	减	砂仁10g 煅瓦楞子30g
2013.07.22	减	陈皮6g 赭石30g
2013.09.10	加	制天南星30g 白扁豆15g 山药10g 升麻10g 生薏苡仁20g
	减	炒建曲10g 半边莲30g 葶苈子10g 茵陈30g 姜厚朴10g 黄芩10g 泽泻10g 广藿香10g
2013.11.08	加	猫人参30g 竹茹10g 乌药10g 百合10g
	减	猫爪草30g
2013.12.12	加	炙甘草3g 猫爪草30g 煅瓦楞子30g
	减	猫人参30g 甘草3g
2014.01.21	加	白花蛇舌草20g
	减	白扁豆15g 山药10g 升麻10g 仙鹤草50g
2014.06.03	加	仙鹤草50g 干姜10g
	减	生姜10g
2014.11.04	减	甘草3g 瞿麦30g

2015.03.12	减	白花蛇舌草20g
2015.03.24	减	竹茹10g　仙鹤草50g

讨论

　　胃病的中医病机多为肝木乘克脾土，治肝可安胃，而且患者初诊时刚结束化疗不久，可见少阳肝胆湿热证，予以甘露消毒丹（《医效秘传》）。其中茵陈、豆蔻、广藿香、黄芩清热利湿，宣湿浊之壅滞，令湿行而气畅。浙贝母化痰散结，清金治木。太子参补虚益气健脾和中，半夏散结消痞、和胃降逆，生姜温胃止呕而散水饮，有半夏泻心汤（《伤寒杂病论》）寒温并用，升降并调之意，加入生麦芽、炒神曲消食改善食欲，且生麦芽可疏肝，取其初生之时，生升之气，神曲有表散之力，且能除湿。加白英、大青叶清热解毒以和阳，瞿麦以清热利水。醋商陆、猫爪草、蜈蚣、天龙、三七活血软坚散结，攻毒祛邪是抗肿瘤之主药。

　　随后患者出现心包积液，以半边莲、葶苈子对症利水。2013.01.08患者脾胃气虚、湿阻气滞证明显，方中加入香砂六君子汤以益气化痰，行气和中。患者心包积液量增加，考虑脾阳不足而致痰湿较重，2013.09.10方中加入参苓白术散以益气健脾，化痰祛湿。患者坚持中药治疗3年余，2012.10复查CT纵隔内可见多发小结节，后复查病灶未见进展，现仍坚持中药治疗，病情平稳。

附方

　　1. 甘露消毒丹（《医效秘传》）：飞滑石十五两，绵茵陈十一两，淡黄芩十两，石菖蒲六两，川贝母五两，木通五两，藿香四两，射干四两，连翘四两，薄荷四两，白豆蔻四两。

2．香砂六君子汤（《古今名医方论》）：人参5g，白术10g，茯苓10g，甘草0.5g，陈皮0.4g，半夏5g，砂仁0.4g，木香0.35g，加生姜10g，水煎服。

3．参苓白术散（《太平惠民和剂局方》）：人参100g，茯苓100g，白术（炒）100g，山药100g，白扁豆（炒）75g，莲子50g，薏苡仁（炒）50g，砂仁50g，桔梗50g，甘草100g。

病例10　胃癌术后标志物升高

【摘要】

2013.05确诊胃癌，术中发现胰腺转移，行姑息性远端胃切除术后化疗6周期，2014年年初复查标准物CEA高于1 000μg/L，中药联合化疗4周期后标志物下降不明显，后开始单纯中药口服治疗，后CEA逐渐下降，现继续治疗。

【中药疗效评估】

2014.05—2015.05单纯中药治疗，标志物显著下降。

基本信息

姓名	性别	年龄	住院号	联系电话	籍贯
林HX	男	62岁	11809944	138×××8298	山东青岛

【基本病史】

患者2013.05因上腹痛半年入院治疗，完善各项化验检查考虑胃癌诊断成立，术前查肿标，CEA显著升高，于2013.05.26手术，术中发现累及胰腺，行姑息性远端胃切除，术后病理：胃溃疡型低分化癌，侵及深肌层，脉管内见瘤栓，下切缘见癌累及，上切缘未见癌累及，小弯淋巴结2/11及大弯淋巴结1/9枚见癌转移。免疫组化示：CEA（＋），CK8/18（＋），HER2（＋），Ki67阳性率为60%。行多西他赛+替吉奥化疗6周期，2014.01复查肿标CEA升至800 μg/L，开始中药口服，同时行多西他赛+替吉奥化疗4周期，复查CEA未见明显下降，继续单纯中药口服，至2015.01复查CEA降至500 μg/L，至2015.05复查CEA降至300 μg/L，患者期间复查CT等未见肿瘤进展。

【瘤科情况】

病史：胃癌姑息术后2年。

病理：胃溃疡型低分化癌，侵及深肌层，脉管内见瘤栓，下切缘见癌累及，上切缘未见癌累及，小弯淋巴结2/11及大弯淋巴结1/9枚见癌转移。免疫组化示：CEA（＋），CK8/18（＋），HER2（＋），Ki67阳性率为60%。

【理化检查】（因是外地患者，故未能获得检查结果报告）

【治疗经过】

住院次数	时间	手术	放疗	化疗	靶向治疗	生物治疗	中药	评估
1	2013.05.17—2013.06.20	√						
2~6	2013.07.22—2013.12.28			√				
7~10	2014.01.01—2014.04.01			√				

【化学治疗】

开始时间	化疗方案	化疗周期	评估
2013.07—2013.12	多西他赛 替吉奥	6	SD
2014.01—2014.04	多西他赛 替吉奥	4	SD

【中医中药治疗】

四诊资料

神色倦怠，头痛目眩，口燥咽干，食少纳呆，时有腹痛，舌淡，脉弦弱。

治疗处方

2014.02.07		醋商陆 9g　白术 10g　醋五灵脂 10g　甘草 3g　当归 10g　天龙 6g　制天南星 30g　黄芪 30g　猫爪草 30g　木香 10g　牵牛子 20g　三七 6g　生姜 10g　茵陈 30g　茯苓 10g　醋香附 10g　醋三棱 10g　预知子 30g　北柴胡 10g　白芍 10g　白花蛇舌草 40g　醋莪术 10g
2014.10.28	加	法半夏 10g　马鞭草 30g　党参 30g
	减	黄芪 30g　牵牛子 20g　茵陈 30g
2014.12.30	加	野葡萄根 30g　淡附片 6g　猫人参 30g　蟾衣 3g　干姜 10g　砂仁 10g　半枝莲 20g
	减	醋五灵脂 10g　当归 10g　马鞭草 30g　生姜 10g　醋香附 10g
2015.05.26	加	醋五灵脂 10g　当归 10g　马鞭草 30g　牵牛子 10g　醋香附 10g　醋鸡内金 30g　茵陈 10g
	减	醋商陆 9g

讨论

患者胃癌胰腺转移，仅行姑息手术，始终处于荷瘤状态，标志物显著升高，考虑肿瘤复发的可能，单纯行中药治疗。患者所患为太阴阳明病，因木克土，肝与脾胃关系密切，考虑肝脾同治，辨为肝郁血虚脾弱证，初诊时选方逍遥散（《太平惠民和剂局方》）加减化裁，现代研究表明该方有保肝作用，而且疏肝解郁、养血柔肝、健脾和营，为调和肝脾的要方。三七、醋五灵脂、醋香附、醋三棱活血化瘀，加预知子、木香行气疏肝，气行则血行，醋商陆、制天南星、猫爪草、天龙、牵牛子化痰软坚散结抗肿瘤。白花蛇舌草、茵陈清热解毒以制伏阳。2014.10方中加入党参、半夏，处方有柴芍六君子汤（《金鉴》）之意，以增强制肝固脾、利湿化痰的功效。2014.12患者症见四肢厥冷等阳虚症状，考虑合并少阴病，予四逆散（《伤寒杂病论》）以温补阳气。患者用中药1年余，肿瘤标志物逐渐降至正常，肿瘤稳定未见进展。

附方

1. 逍遥散（《太平惠民和剂局方》）：柴胡、当归、白芍、白术、茯苓、生姜各15g，薄荷、炙甘草各6g。

2. 柴芍六君子汤（《金鉴》）：人参、白术（土炒）、茯苓、陈皮、半夏（姜制）、甘草（炙）、柴胡、白芍（炒）、钩藤钩。

3. 四逆散（《伤寒杂病论》）：甘草（炙）、枳实（破，水渍，炙干）、柴胡、芍药各6g。

❀第四章❀

肠癌的临床研究及治疗验案

● 上唇系带结节诊断转移性结直肠癌的相关研究

结直肠癌是临床常见的恶性肿瘤，在西方发达国家，其年发病率为5%，居恶性肿瘤的第3位。每年超过500 000患者死于结直肠癌[1]。约25%的结直肠癌患者确诊时已经出现转移性病灶。局部复发患者的5年生存率为12.8%，远处转移者为25.6%[2]。结直肠癌最常见的腹腔外转移部位为肺[3]。超过35%的转移性结直肠癌患者表现为肝转移[4]。不经特殊治疗的转移性结直肠癌患者的预期生存时间仅为5~9个月[5]。

多种影像学诊断方法，如CT，MRI，PET-CT对于监测结直肠癌的复发与转移有较好的准确性。然而，由于其成本较高及普及性差，当缺乏典型症状或体征时，该方法很难广泛应用于所有结直肠癌患者中。目前应用较多的肿瘤标志物的检测，如CEA，CA199，CA72-4，CA242存在着准确度低及患者依从性差的缺点[6-9]。

根据传统的中医学理论，上唇系带与牙齿移行处为龈交穴（DU28），督脉、手阳明大肠经交汇于此穴。因此上唇系带处的表现可以反映大肠病变。本研究的目的在于确定上唇系带的结节或突起是否可以作为复发性结直肠癌的诊断指标。

收集2011.05—2011.11就诊于天津医科大学附属肿瘤医院的91例结直肠癌患者的临床病例资料。患者被告知遮蔽脸部信息后获取上唇系带照片，上唇系带处出现结节或隆起者定为阳性病例，反之上唇系带平滑者为阴性（见图4-1）。选择较明显阳性病例取活检送病理以明确上唇系带结节性质。所有参加研究的结直肠癌患者中，50例出现了局部的复发和/或远处转移。年龄范围为34～80岁，中位年龄为56岁。其中47个男性患者，男女比例为1∶1.068。结直肠癌复发与否与患者年龄及性别无关（$P > 0.05$）。

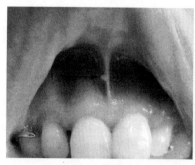 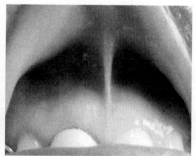

A. 上唇系带阳性　　　　　　B. 上唇系带阴性

图4-1　上唇系带状态

研究发现，上唇系带阳性与阴性患者在肿瘤的组织学类型、原发部位、肿瘤分期及淋巴结转移方面无明显统计学差异。而在TNM分期上，系带阳性与阴性间存在显著差异（$\chi^2 = 13.933$，$P = 0.03$）。上唇系带阳性患者较阴性的结直肠癌患者更易发生局部复发和/或远处转移。（$\chi^2 = 18.532$，$P < 0.001$）（见表4-1）

表4-1 结直肠癌患者基线特征

参数	系带阳性	系带阴性	阳性率（%）	χ^2	P
年龄	55.60 ± 10.023	59 ± 9.477		-1.753	0.083
性别					
男	27	20	57.4	3.220	0.073
女	17	27	38.6		
原发部位					
结肠	21	24	46.7	0.101	0.750
直肠	23	23	50.0		
组织学类型					
腺癌	39	40	49.4	2.883	0.410
黏液腺癌	3	4	42.9		
印戒细胞癌	1	0	100		
其他	0	1	0		
原发肿瘤T					
T_1	0	1	0	5.758	0.124
T_2	1	7	12.5		
T_3	31	31	50.0		
T_4	4	5	44.4		
淋巴结（N）					
N_0	10	23	30.3	5.179	0.075
N_1	18	13	58.1		
N_2	8	8	50		

续表

参数	系带阳性	系带阴性	阳性率（%）	χ^2	P
TNM 分期					
Ⅰ	0	6	0		
ⅡA	9	14	39.1		
ⅡB	1	2	33.3		
ⅢA	2	1	66.7	13.933	0.030
ⅢB	12	9	57.1		
ⅢC	8	9	47.1		
Ⅳ	11	4	73.3		
局部复发和/或远处转移					
是	38	12	76.0	18.532	<0.001
否	6	35	14.6		

注：因其中有3名患者未在本院行肿瘤根治术及病理检测，故我们没有获得完整病理学资料（包括组织学类型、T及N）。有8人初诊时已为Ⅵ期，未行手术，故无T、N。但是，所有患者均在本院完成规范的术后辅助治疗及相关复查。

研究发现，同一TNM分期的结直肠癌患者中，系带阳性者复发率远高于系带阴性患者。例如：Ⅱ期患者中系带阳性者复发率为70%（7 of 10），而系带阴性者复发率仅为6.3%（1 of 16）（χ^2=8.939，P=0.003）。相似的结果也出现在Ⅲ期结直肠癌患者中，系带阳性与阴性的复发率分别为86.4%（19 of 22）和36.8%（7 of 19）（χ^2=10.777，P=0.001）。

通过配对资料的χ2检验证实上唇系带有无结节或突起与传统的诊断方法在局部的复发和/或远处转移性结直肠癌的诊断上无显著的统计学差异（P=0.238）。Kappa 值为 0.606（P<0.001）。

该诊断指标的灵敏度为 76.0%，特异度为85.4%，阳性预测值为86.4%，阴性预测值为74.5%。

我们选择较明显阳性病例取活检送病理以明确上唇系带结节性质。病理报告提示上唇系带结节为正常的黏膜赘生物组织（图4-2）。

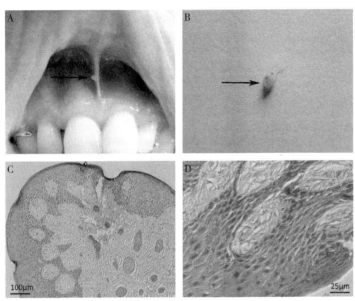

A. 上唇系带阳性病例　B. 从A中获得上唇系带结节活检标本
C和D. 上唇系带结节为正常的黏膜赘生物（B：×100；C：×400）

图4-2　上唇系带结节的病理检测

中医学认为穴位是脏腑、经络之气输注于体表的特定部位，它既是脏腑生理功能、病理状态的反映，又是通过针灸可以疏通气血，调整脏腑功能的部位，穴位是经络—脏腑相关的一个最为重要的环节。此观点古人在两千多年前已经认识到，《灵枢·九针十二原》曰："五脏有疾，出于十二原，而原各有所出。明知其原，睹其应，知五脏之害矣"。

针灸临床在长期的实践中发现穴位的异常表现可用于疾病诊断。临床医生经常通过在穴位处触到结节状或条索状物，或触到穴位处的压痛点、敏感点，或观察到穴位处有丘疹、凹陷等表现来诊断和治疗疾病。穴位被看作是疾病的阳性反应点。例如胃下垂患者常在"足三里"穴（ST36）出现条索状物，"中脘"穴（CV12）出现结节等。阑尾穴则为慢性阑尾炎的阳性反应部位[10]。

复发是结直肠癌患者的主要死因，约90%的结肠癌患者死于原发病灶的复发转移。根据传统的中医学理论，上唇系带与牙齿移行处为龈交穴（DU28），督脉、手阳明大肠经交汇于此穴。它是结直肠病变的阳性反应点。有意思的是，我们研究结果证实了上唇系带有结节或突起的结直肠癌患者更容易发生局部复发和/或远处转移。该诊断指标的灵敏度为76.0%，特异度为85.4%。

现代医学通过解剖学、电生理学、生物物理学及生物化学对经络理论进行深入的研究。对经络的本质提出多种假说，但是目前为止没有任何假说能真正解释经络的中医特色[11]。我们的研究发现上唇系带阳性与阴性患者在肿瘤的组织学类型、原发部位、肿瘤分期及淋巴结转移方面无明显统计学差异。病理报告提示上唇系带结节为正常的黏膜赘生物组织。因此，上唇系带结节诊断转移性结直肠癌的相关机制有待于进一步研究。

根据传统的中医学理论，上唇系带与牙齿移行处为龈交穴（DU28），督脉、手阳明大肠经交汇于此穴。它是结直肠病变的阳性反应点。我们研究结果证实了上唇系带有结节或突起的结直肠癌患者更容易发生局部复发和/或远处转移。该诊断指标的灵敏度为76.0%，特异度为85.4%。因此，我们认为上唇系带的状态可以作为结直肠癌患者术后监测复发转移的重要指标。

参考文献

［1］Jemal A，Siegel R，Xu J，et al. Cancer statistics[J]. CA Cancer J Clin，2010，60：277-300.

［2］Manfredi S，Bouvier AM，Lepage C，et al. Incidence and patterns of recurrence after resection for cure of colonic cancer in a well defined population[J]. Br J Surg，2006，93：1115-1122.

［3］Mitry E，Guiu B，Cosconea S，et al. Epidemiology，management and prognosis of colorectal cancer with lung metastases：a 30-year population-based study[J]. Gut 2010，59：1383-1388.

［4］Weiss L，Grundmann E，Torhorst J，et al. Haematogenous metastatic patterns in colonic carcinoma：an analysis of 1541 necropsies[J]. J Pathol 1986，150：195-203.

［5］McMillan DC，McArdle CS. Epidemiology of colorectal liver metastases[J]. Surg Oncol，2007，16：3-5.

［6］Yamashita K，Watanabe M. Clinical significance of tumor markers and an emerging perspective on colorectal cancer[J]. Cancer Sci 2009，100：195-199.

［7］Nicolini A，Ferrari P，Duffy MJ，et al. Intensive risk-adjusted follow-up with the CEA，TPA，CA19.9，and CA72.4 tumor marker panel and abdominal ultrasonography to diagnose operable colorectal cancer recurrences：effect on survival[J]. Arch Surg，2010，145：1177-1183.

［8］Holubec L Jr，Topolcan O，Pikner R，et al. The significance of CEA，CA19-9 and CA72-4 in the detection of colorectal carcinoma recurrence[J]. Anticancer Res，2000，20：5237-5244.

［9］Yang XQ，Chen C，Peng CW，et al. Carbohydrate antigen 242 highly consists with carbohydrate antigen 19-9 in diagnosis and prognosis of colorectal cancer：study on 185 cases. Med Oncol 2011；May 7 ［Epub ahead of print］DOI：10.1007/s12032-011-9967-z；http：//www.springerlink.com/content/mu37025815802h37/.

［10］Alt-Epping S，Ostermann T，Schmidt J，Zirngibl H. Diagnosis of appendicitis with particular consideration of the acupuncture point Lanwei-–a prospective study[J]. Forsch Komplementarmed Klass Naturheilkd，

2002，9（6）：338-345.

［11］JIANG Hui-ru，CUI Xue-Jun，YU Zheng. Meridian Essence：Modern Thought[J]. Chin J Integr Med，2013，19（6）：471-474.

注：本研究中的图片及图表均来源于Nodule and eminence on frenulum labii superioris：diagnostic markers for metastatic colorectal cancer. Chin J Integr Med. 2014，20（6）：416-419.

病例11　十二指肠类癌术后局部复发

【摘要】

患者2010.06确诊十二指肠类癌行手术治疗，2010.08复查CT示术后局部软组织增厚且标志物升高，予EP方案化疗6周期后，2011.05开始中药治疗至2013.11停药，现定期复查，未见肿瘤明显进展。

【中药疗效评估】

荷瘤2011.5—2013.11单纯中药治疗，肿瘤稳定。

基本信息

姓名	性别	年龄	住院号	联系电话	籍贯
赵YZ	女	43岁	265345	152××××8377	天津市河东区

【基本病史】

患者2010.06因黑便行胃镜发现十二指肠占位，于2010.06.21在天津市肿瘤医院全麻下行远端胃大部切除术+十二指肠造瘘术。术后病理：十二指肠类癌，侵及中肌层，上下切缘（－），区域淋巴结可见癌转移：12b区2/3，胃大弯0/5，胃小弯软组织（－）。术后恢复良好，术后6周左右拔出十二指肠造瘘管。

2010.08.27复查CT：十二指肠类癌术后改变，左下腹手术金属卡周围软组织增厚。2010.09.01—2010.12.20给予EP方案化疗6周期。2011.05开始中药治疗至2013.11，患者病情稳定加上预约挂号困难等个人问题，患者自行停药，现定期复查未见肿瘤明显进展。

【瘤科情况】

病史：十二指肠类癌术后5年余，局部复发5年。

病理：十二指肠类癌，侵及中肌层，上下切缘（－），区域淋巴结可见癌转移：12b区2/3，胃大弯0/5，胃小弯软组织（－）。

【理化检查】

检查时间	检查项目	结果描述
2010.06.21	病理	十二指肠类癌，侵及中肌层，上下切缘（－）区域淋巴结可见癌转移：12b区2/3，胃大弯0/5，胃小弯软组织（－）
2010.08.27	全腹CT	①十二指肠术后改变，左下腹手术卡周围软组织增厚，肠管充盈不良，建议观察 ②双肾多发低衰灶，考虑囊肿 ③有附件软组织结节，建议结合其他检查 ④脊柱侧弯畸形
2013.02.26	胸CT	①"十二指肠术后"肝左叶小点状低衰灶，观察 ②左肾囊肿

附：肿瘤标志物

检查日期	检测指标	
	NSE	CEA
2010.06.12		1.19 μg/L
2010.08.25	16.46 μg/L	1.27 μg/L

续表

检查日期	检测指标	
	NSE	CEA
2010.09.21	22.88 μg/L	1.12 μg/L
2010.10.12	14.06 μg/L	0.944 μg/L
2010.11.02	14.51 μg/L	0.863 μg/L
2010.11.23	15.67 μg/L	1.34 μg/L
2010.12.21	15.85 μg/L	1.19 μg/L

注：CEA. 癌胚抗原；NSE. 神经元特异性烯醇化酶。

【治疗经过】

住院次数	时间	手术	放疗	化疗	靶向	生物	中药	评估
1	2010.06.11—2010.07.17	√						
2~7	2010.08.24—2010.12.28			√				

【中医中药】

四诊资料

面色萎黄，口苦咽干，胸胁苦满，默默不欲饮食，脘腹时有刺痛，体倦乏力，舌紫暗，苔薄白，脉弦涩。

中药处方

2011.05.05	三七2g 醋商陆9g 白花蛇舌草30g 水蛭3g 太子参30g 败酱草30g 天龙3g 半枝莲30g 柴胡30g 胆南星9g 蜈蚣2g 仙鹤草30g 醋香附10g 黄芩10g 漏芦10g 醋莪术10g 预知子10g 野葡萄根30g 醋五灵脂10g 猫人参30g 土贝母6g 石见穿30g
2011.06.23	加 鸡血藤30g

续表

2011.07.08	加	土茯苓15g
	减	醋香附10g 土贝母6g 石见穿30g
2011.07.21	加	甘草3g 桔梗10g 土贝母6g 山豆根10g
	减	土茯苓15g
2011.08.05	加	党参20g
	减	太子参30g
2011.09.06	加	浙贝母20g
	减	猫人参30g 土贝母6g
2011.09.27	加	蜂房5g 艾叶12g 土贝母6g
	减	水蛭3g 浙贝母20g
2011.11.04	加	川芎6g 当归10g
	减	艾叶12g
2011.11.17	加	射干10g 半边莲30g
	减	山豆根10g 半枝莲30g
2011.12.02	加	制天南星12g
	减	胆南星3g
2011.12.08	加	白芍10g
	减	川芎6g 桔梗10g
2012.01.05	加	山豆根10g 白英20g
	减	当归10g
2012.02.10	加	升麻6g 当归10g 干姜3g
	减	山豆根10g 白花蛇舌草30g
2012.04.06	加	熟地黄10g 细辛3g
2012.04.17	加	王不留行30g
	减	射干10g 制天南星6g

续表

2012.06.13	加	全蝎3g　白花蛇舌草30g
	减	升麻6g　熟地黄10g　蜈蚣2g　细辛3g
2012.07.12	加	石见穿30g　天麻10g　蝉蜕6g　浙贝母10g　僵蚕10g　制白附子3g　制天南星30g　白芷6g　土鳖虫6g
	减	蜂房5g　白英20g　白花蛇舌草30g　白芍10g　半边莲30g　当归10g　干姜3g　王不留行30g　土贝母6g　醋莪术10g　野葡萄根30g　醋五灵脂10g
2012.07.27	加	地龙10g
	减	僵蚕10g
2012.08.28	加	土茯苓30g　醋鳖甲10g
	减	全蝎3g　地龙10g
2012.11.15	加	僵蚕10g　牡蛎20g　牛膝10g　预知子20g　赭石30g
	减	柴胡24g　黄芩10g
2013.01.18	减	天麻10g　制白附子3g
2013.02.07	加	百合30g
2013.04.12	加	白花蛇舌草20g
	减	败酱草30g
2013.10.15	加	北沙参20g　败酱草30g
	减	蝉蜕10g

讨论

患者为十二指肠类癌术后局部复发，根据患者四诊资料，考虑患者为太阴阳明病，同时兼有少阳证，方中柴胡舒畅肝胆经气之郁滞，配黄芩使邪热外透内清，共解少阳之邪。白花蛇舌草、半枝莲、败酱草、漏芦清热解毒以制伏阳。太子参、仙鹤草、三七补其不足，醋商陆、土贝母、胆南星化痰软坚散结；蜈蚣、水蛭食血之虫走络入气分血分，无微不入，无坚不破；醋莪术、醋五灵脂、石见穿、野葡萄根增强活血化瘀之效，以上均可攻其有余。土之生化太过，以木克之，柴胡、醋香附、蜈蚣、猫人参为从肝论治。全方攻补兼施，肝脾同治，使患者复发的肿瘤得到控制。处方根据患者症状变化随症加减。

附方

小柴胡汤（《伤寒论》）：柴胡30g，黄芩、半夏、生姜（切）、人参、甘草（炙）各9g，大枣4枚。

病例12 结肠癌

【摘要】

患者2011.10确诊结肠癌，2012.02.01行根治术，术后未行放化疗等其他西医治疗。患者于2012.12.04开始中药治疗至今，期间定期复查，多次出现吻合口溃疡糜烂取病理，肿瘤未复发。现在仅用中药维持治疗，患者一般情况较好。

【中医疗效评估】

结肠癌术后，结吻吻合口反复溃疡，单纯中药成功预防复发。

基本信息

姓名	性别	年龄	门诊号	联系电话	籍贯
杜BS	男	73岁	1008820	022××××2293	天津市

【基本病史】

患者2011.10主因"大便次数增多2月余"就诊于解放军第四六四医院，行肠镜检查考虑结肠癌，2012.02.01行根治术，术后病理示：高—中分化腺癌，部分黏液腺癌，$T_3N_0M_0$，DUKES B期，术后未行放化疗等其他西医治疗，患者于2012.12.04开始中药治疗至今，期间多次复查标志物及肠镜，肠道息肉切除，原手术吻合口多次糜烂溃疡，取病理检查均未见肿瘤复发，现在仅用中药维持治疗，患者一般情况较好。

【瘤科情况】

病史：结肠癌术后3年余。

病理：高—中分化腺癌，部分黏液腺癌，$T_3N_0M_0$，DUKES B期

【理化检查】

检查时间	检查项目	结果描述
2012.02.01	病理	高—中分化腺癌，部分黏液腺癌，$T_3N_0M_0$，DUKES B期（解放军四六四医院）
2012.08.29	肠镜	结直肠息肉，吻合口溃疡
2013.07.17	肠镜	结肠息肉APC术，结肠吻合口溃疡性质待定（解放军四六四医院）
2013.07.19	病理	（肠吻合口处）黏膜充血，慢性炎症
2013.05.08	病理	散在褪变异形细胞
2015.04.01	肠镜	结肠吻合口黏膜隆起，糜烂性质待病理，直肠炎
2015.04.03	病理	（结肠黏膜）少许破碎浅表黏膜腺体

【治疗经过】

住院	时间	手术	放疗	化疗	靶向	生物	中药	评估
1	2012.01.18—2012.02.14	√						

【中医中药治疗】

四诊资料

小腹急满，双脚麻木，痿软无力，大便溏稀，小便不利，舌苔黄腻，脉滑数。

中药处方

2012.12.04		乌梅10g 醋鳖甲10g 天龙5g 土茯苓30g 醋商陆9g 醋五灵脂10g 三七2g 生薏苡仁30g 仙鹤草40g 盐车前子30g 牛膝20g 黄芩10g 黄柏5g 泽泻10g 北柴胡25g 败酱草30g 醋香附10g
2013.04.30	加	天花粉10g
2013.07.09	加	猫爪草30g 瞿麦30g
	减	天花粉10g 仙鹤草40g 盐车前子30g
2013.08.06	加	石榴皮10g 制天南星24g 木鳖子2.5g 预知子30g
	减	醋鳖甲10g 土茯苓30g
2013.12.03	加	鸡血藤30g 醋三棱10g 醋莪术10g 党参10g
2013.12.16	减	制天南星24g 石榴皮10g
2014.03.11	加	当归10g 白芍10g
2014.06.19	加	仙鹤草30g 制天南星24g 石榴皮10g
	减	败酱草30g
2014.07.08	加	马齿苋30g
	减	瞿麦10g 木鳖子2.5g 预知子30g 醋香附10g 醋三棱10g 醋莪术10g 制天南星24g 石榴皮10g

续表

2014.08.22	加	诃子 10g
	减	乌梅 10g
2014.11.18	加	生地黄 10g　阿胶 3g
2015.04.14	加	阿胶 3g　山药 30g
2015.06.09	原方不变	

讨论

患者结肠癌术后未行放化疗。结肠属下焦，位于左右少腹，通于肝肾之气，初治时根据四诊资料辨证为痰瘀湿热流注下焦证，属少阳与阳明合病，方选柴胡四妙饮（验方）加减，方中柴胡配伍黄芩以和解少阳，黄柏清热燥湿，尤善于祛下焦湿热；土茯苓、薏苡仁化痰散结；泽泻、车前子利尿渗湿；三七、牛膝补肝肾、强筋骨，兼以活血通经。醋鳖甲归肝肾经，长于软坚散结，又可滋阴，使全方清热兼顾养阴。仙鹤草、败酱草为结直肠专用药。天龙、醋商陆软坚散结，醋五灵脂、醋香附活血行气化瘀，患者结直肠息肉，乌梅为厥阴经药专治结直肠息肉。患者坚持用药两年半余，多次复查肠镜见吻合口糜烂溃疡，取病理检查均未见肿瘤复发，病情稳定。

附方

柴胡四妙饮：柴胡25g，黄芩9g，苍术9g，薏苡仁30g，怀牛膝9g，盐黄柏6g，砂仁3g，炙甘草3g，萆薢9g，泽泻30g，杜仲9g，郁金9g，远志6g。

病例13 结肠癌术后多次复发

【摘要】

患者2009.12确诊结肠癌，行根治术后辅助化疗6周期，2010.07至2011.03吻合口处3次复发，3次手术切除，后化疗多次，2011.04起口服中药至今，病情稳定，未见肿瘤再次进展。

【中医疗效评估】

结肠癌术后多次复发后手术，2011.04—2015.05单纯中药治疗，肿瘤未进展。

基本信息

姓名	性别	年龄	住院号	联系电话	籍贯
高SB	男	72岁	255221	022××××0803	天津河东区

【基本病史】

患者2009.12主因"胃痛伴排便困难一年，伴便血3次"第一次入院，确诊结肠癌，于2009.12.23全麻下行乙状结肠切除术，术后病理示：（乙状结肠）中分化腺癌，侵出外膜，肠周淋巴结可见转移1/8，结外软组织（+）。术后行FOLFOX方案化疗6周期。2010.07.19复查肠镜示吻合部黏膜粗糙不平，咬检病理示腺癌，于2010.08.13再次手术切除，术后病理：（乙状结肠癌术后，吻合口）中分化管状乳头状腺癌，侵至深肌层，肠周淋巴结未见转移0/1。2010.11.8再次入院，复查肠镜吻合部平坦隆起型病变，咬检示腺癌。行DC瘤苗治疗1周期，2011.01.04入院行GMV疫苗治疗1周期，2011.03.14入院行DC细胞治疗1周期。复查结肠镜示：距肛缘18～22cm乙状结肠（吻合口）外突、出现暗红色肿物生长，累及肠管约2/3周。咬检示：（乙状结肠）腺癌。2011.04予FOLFIRI方案化疗联合DC细胞治疗2周期，复查结肠镜发现肿物较前增大，2011.12.01再次手术切除，术后病理示：溃疡型中分化腺癌，侵犯浆膜下层，累犯肠管1周，肠系膜淋巴结未见转移0/13，出院后化疗6次（具体不详）同时中药口服治疗至今。现患者病情稳定，未见明显进展，一般情况较好。

【瘤科情况】

病史：乙状结肠癌术后，3次复发后。

病理：（乙状结肠）中分化腺癌，侵出外膜，肠周淋巴结可见转移1/8，结外软组织（+）。

【理化检查】

检查时间	检查项目	结果描述
2009.12.29	术后病理	（乙状结肠）中分化腺癌，侵出外膜，肠周淋巴结可见转移1/8，结外软组织（+）
2010.07.19	肠镜	示吻合部黏膜粗糙不平，咬检病理示腺癌
2010.08.19	术后病理	（乙状结肠癌术后，吻合口）中分化管状乳头状腺癌，侵至深肌层，肠周淋巴结未见转移0/1
2010.11.08	肠镜	吻合部平坦隆起型病变，咬检示腺癌
2011.10.12	腹部强化CT	"乙状结肠术后"相当于手术金属卡周围软组织增厚，增强后密度欠均匀，建议结合肠镜，肝顶包膜下小囊肿
2012.08.15	腹部强化CT	①乙状结肠癌术后改变；②肝左叶小囊肿；③右侧中腹部软组织结节，转移性病变？请结合既往片；④脾旁小结节，考虑副脾；⑤左肾下极囊肿；⑥左侧腹股沟疝

续表

检查时间	检查项目	结果描述
2013.08.01	腹部强化CT	①乙状结肠癌术后改变；②肝左叶小囊肿；③右侧中腹部软组织结节，较前（2012.08.15）无明显变化，建议随诊复查；④脾旁小结节，考虑副脾；⑤肾下极囊肿；⑥左侧腹股沟疝
2014.09.11	腹部强化CT	①乙状结肠癌术后改变；②肝左叶小囊肿；③右侧中腹部软组织结节，较前（2013.08.01）无明显变化，建议随诊复查；④脾旁小结节，考虑副脾；⑤左肾下极囊肿；⑥左侧腹股沟疝；⑦前列腺增生
2014.09.11	胸部CT平扫	①考虑双肺间质性改变伴间质性纤维化，建议治疗后复查；②右肺上叶致密影；③双肺肺气肿双肺多发钙化点；④双侧胸膜增厚粘连；⑤心脏略增大，心包局限性增厚，主动脉钙化，请结合临床

【治疗经过】

住院	时间	手术	放疗	化疗	靶向	生物	中药	评估
1	2009.12.17—2009.12.31	√						
2~7	2010.01.01—2010.06.20			√				
8	2010.07.19—2010.10.12	√						
9~11	2010.11.08—2011.03.25					√		
12	2011.04.15—2011.04.25		√			√		
13	2011.05.10—2011.05.17		√			√	√	
14	2011.11.26—2011.12.13	√						
15~20	2012.01.01—2012.06.13			√				

【化学治疗】

开始时间	化疗方案	化疗周期	评估
2010.01—2010.06	亚叶酸钙400mg d1 替加氟 1000mg d1 奥沙利铂 150mg d1 奥沙利铂 150mg d1	6	
2011.04—2011.05	伊立替康 320mg d1 氟尿嘧啶 0.5g 2h 　　　　0.5g civ 22h d1~4 亚叶酸钙 400mg d1~4	2	PD

【中医中药治疗】

四诊资料

胸膈满痛，口苦咽干，不欲饮食，心烦抑郁，潮热便溏，舌色青紫，剥苔，苔白，舌下静脉增粗。脉弦涩。

中药处方

2011.04.28		三七 2g　蜂房 5g　白英 20g　天龙 3g　半枝莲 30g　柴胡 24g　甘草 3g　蜈蚣 3g　乌梅 10g　夏枯草 30g　醋香附 10g　皂角刺 10g　黄芩 10g　鸡血藤 30g　猫爪草 30g　醋五灵脂 10g　菝葜 30g　土贝母 6g　法半夏 9g　木香 6g
2011.05.31	加	预知子 10g
	减	白英 20g　乌梅 10g　鸡血藤 30g
2011.06.28	加	党参 10g　醋莪术 10g
	减	木香 6g
2011.08.09	减	蜂房 5g
2011.08.23	加	醋商陆 9g　补骨脂 10g
	减	夏枯草 30g

2011.09.06	加	浙贝母 10g
	减	土贝母 6g
2011.09.20	加	醋鳖甲 10g　槟榔 10g　玄参 10g
	减	补骨脂 10g　浙贝母 10g　菝葜 30g
2011.11.21	加	陈皮 6g
	减	猫爪草 20g　醋商陆 9g　三七 2g
2013.01.29	加	半边莲 15g　木香 5g
	减	天龙 3g　半枝莲 30g
2013.04.02	加	石榴皮 10g　干姜 10g　盐车前子 10g　茯苓 10g
2013.04.16	加	威灵仙 20g　路路通 30g　木瓜 10g
2013.06.10	白英 20g　郁金 10g　醋商陆 9g　醋五灵脂 10g　醋鳖甲 10g　天龙 6g　太子参 30g　仙鹤草 30g　预知子 20g　石见穿 30g　木香 10g　猫爪草 30g　醋香附 10g　醋三棱 10g　浙贝母 30g　败酱草 30g　醋莪术 10g	
2013.08.06	加	马齿苋 30g　夏枯草 30g　瞿麦 30g
	减	太子参 30g
2013.09.16	加	陈皮 6g
	减	木香 10g
2013.10.28	加	山药 30g　桑螵蛸 10g
2013.12.09	加	乌药 10g　当归 10g　肉桂 3g　木香 10g　百合 10g　白芍 10g
	减	白英 20g
2014.01.06	加	盐车前子 10g
	减	百合 10g
2014.03.04	加	鸡血藤 30g　桑寄生 30g　生杜仲 20g　天冬 10g
	减	乌药 10g　陈皮 6g　肉桂 3g　桑螵蛸 10g　盐车前子 10g

续表

2014.04.14	加	川楝子 10g
	减	木香 10g
2014.07.08	加	乌梅 10g　石榴皮 10g　盐补骨脂 10g　盐车前子 10g
	减	天冬 10g　浙贝母 10g
2014.09.05	加	滑石 10g
2014.11.18	减	盐车前子 10g　川楝子 10g
2015.04.21	加	炒僵蚕 10g
	减	生杜仲 20g　预知子 10g

讨论

　　结直肠属于下焦，为阳明大肠所主，主传导糟粕。阳明大肠体阳而用阴，喜润而恶燥，中见太阴湿化。阳明经的结直肠易受太阴脾、少阳厥阴的影响。肝肾与大肠同居下焦，病多相传，故应与肝肾同治。结合四诊资料考虑少阳厥阴症状明显，以小柴胡汤（《伤寒杂病论》）为基本方加减。柴胡、黄芩、半夏、甘草既可和解少阳又可使胃气和，阳明解。三七、鸡血藤、醋五灵脂、醋香附、蜈蚣活血化瘀，醋五灵脂亦可以浊攻浊。半枝莲、白英、菝葜有清热解毒、活血化瘀、利湿消肿、抗癌之功效。白英、皂角刺入肝经，可消肿托毒。木香、醋香附疏肝行气。天龙、醋商陆、土贝母、夏枯草、猫爪草化痰软坚散结。乌梅入厥阴经，缓解相应症状，但为防肿瘤进展不可久用，二诊时减去。2013.06处方变动较大，颠倒木金散（《医宗金鉴》）中郁金、木香加预知子、醋香附以疏肝行气活血，醋鳖甲入厥阴经既软坚散结又可养阴。仙鹤草、败酱草为结直肠专用药。浙贝母既化痰利湿又可清金治木。太子参益气健脾从太阴论治。醋三棱、醋莪术、醋五灵脂活血化瘀止痛。患者结肠癌术后3次局部复发后行手术治疗，自从单纯中药治疗后患者病灶未再进展，可见中药抑制肿瘤复发转移效果显著。

附方

1. 小柴胡汤（《伤寒杂病论》）：柴胡30g，人参、黄芩、半夏、甘草（炙）、生姜各9g，大枣（擘）4枚。

2. 颠倒木金散（《医宗金鉴》）：木香、郁金。每服2钱，老酒调下。

病例14 直肠癌肺转移

【摘要】

患者2006.02确诊直肠癌，2006.02.14行根治术，术后行化疗8周期，2010.12肺转移，行肺叶转移癌切除术，术后化疗12次，患者于2011.09.13开始中药治疗至2014年年底，期间定期复查，未见明显异常。

【中药疗效评估】

直肠癌肺转移术后，2011.09—2014.12单纯中药成功预防复发转移

基本信息

姓名	性别	年龄	住院号	联系电话	籍贯
陈SL	男	57岁	277776	136××××2763	天津红桥区

【基本病史】

患者主因"间断腹泻、便血4个月"就诊于天津市人民医院，行肠镜检查考虑直肠癌，2006.02.14行根治术，术后病理示：溃疡型中低分化腺癌，侵出纤维膜，两侧断端及肿物上下1cm肠壁未见侵及，肠系膜淋巴结转移癌2/13。术后予"L-OHP+FT-207+CF"方案化疗8次。之后定期复查，2010.12CT示：右肺中叶占位，考虑转移。2011.01.10行右肺中叶肿物楔形切除+隆突下淋巴结清扫术，术后病理示：黏液性癌，免疫组化支持转移性癌。后行FOLFOX方案化疗12周期。2010.07.02行第11周期化疗，因末梢神经毒性停用奥沙利铂，行LV/5-FU方案化疗2周期。患者于2011.09.13开始中药治疗至2014.12，期间多次复查标志物及肠镜，未见明显异常，后因挂号困难，且患者病情稳定自行停药。

【瘤科情况】

病史：直肠癌术后9年余，肺转移切除术后4年余。

病理：溃疡型中低分化腺癌，浸出纤维膜，两侧断端及肿物上下1cm肠壁未见侵及，肠系膜淋巴结转移癌2/13。

【理化检查】（不全需查病历）

检查时间	检查项目	结果描述
2006.02	肠镜	进镜6cm可见占直肠一周肿物，质硬，易出血，咬检病理示管状腺癌
2006.02.14	术后病理	溃疡型中低分化腺癌，浸出纤维膜，两侧断端及肿物上下1cm肠壁未见侵及，肠系膜淋巴结转移癌2/13
2011.01.07	胸CT平扫	右肺上叶前段结节肿物，考虑：①转移瘤；②边缘型肺癌

续表

检查时间	检查项目	结果描述
2011.01.10	术后病理	黏液腺癌,免疫组化支持转移性癌
2011.02.11	胸部强化CT	"右肺转移术后"改变,术区及左舌叶浸润及索条,观察;奇食窝软组织增厚,观察;右侧胸腔包裹性积液;肝内多发小低衰灶,考虑囊性
2011.04.06	胸部腹部强化CT	与2011.02.11胸部CT片比较:右胸腔包裹性积液较前部分吸收,余未见显著变化。与2011.01.07腹部CT片比较:整体未见显著变化
2013.04.09	胸CT平扫	右下肺见多发纤维条索,未见结节肿块,余大致同前
2014.04.08	胸CT平扫	右下肺见多发纤维条索,胸椎骨质增生
2014.06.08	胸CT平扫	与2014.04.08片比较:整体无显著变化,肝内多发低密度灶,请结合腹部检查
2015.04.16	胸CT平扫	与2014.06.08片比较:未见明显变化。

【治疗经过】

住院次数	时间	手术	放疗	化疗	靶向	生物	中药	评估
1	2006.02.03—2006.02.29	√						
2~9	2006.03—2007.01			√				
10	2011.01.08—2011.01.23	√						
11~22	2011.02.10—2011.07.07			√				

【化学治疗】

开始时间	化疗方案	化疗周期	评估
2006.03—2007.01	亚叶酸钙 300mg 替加氟 1g 奥沙利铂 150mg	q3w×8	

续表

开始时间	化疗方案	化疗周期	评估
2011.02—2011.07	亚叶酸钙 300mg 氟尿嘧啶 0.5g 2h 　　　　　　0.5g 22h 奥沙利铂 150mg	q2w×12	

【中医中药治疗】

四诊资料

身热口干，脘腹胀满，肌肤甲错，大便臭秽，舌色青紫，花剥苔，苔白，可见裂纹，舌下可见舌下结节，脉滑数。

中药处方

2011.09.13		三七2g 蜂房5g 败酱草30g 土茯苓30g 天龙5g 半枝莲30g 王不留行30g 蜈蚣2g 仙鹤草30g 薏苡仁30g 鸡血藤30g 马齿苋30g 姜黄6g 猫爪草30g 艾叶6g 预知子10g 土贝母6g 醋商陆9g 石上柏30g
2011.09.29	加	胆南星6g 蜜紫菀10g 马鞭草30g 白英20g
	减	姜黄6g 醋商陆9g 石上柏30g
2011.10.18	加	制天南星12g
	减	胆南星6g 土贝母6g
2011.12.29	加	醋商陆9g
2012.01.13	加	制白附子3g
2012.01.20	加	僵蚕10g
	减	蜜紫菀10g 艾叶12g
2011.02.07	加	玄参10g 土贝母6g
	减	土茯苓30g
2012.04.26	加	紫苏子30g 瞿麦30g
	减	制白附子3g 制天南星12g 玄参10g

续表

2012.06.13	加	全蝎5g
	减	蜈蚣2g
2012.07.12	加	石见穿30g　地榆10g
2012.09.27	减	天龙3g
2012.10.09	加	百合30g　当归10g
	减	僵蚕10g　瞿麦30g
2012.11.22	加	麦冬10g
2012.12.10	加	地榆10g　薏苡仁30g　紫苏子30g　马齿苋30g
2012.12.25	加	玄参30g　浙贝母20g
	减	蜂房10g
2013.05.24	加	蝉蜕10g
2013.07.23	加	石上柏30g
	减	王不留行30g　马鞭草20g　蝉蜕10g
2013.11.19	加	马齿苋30g　白花蛇舌草20g　炒僵蚕10g
	减	全蝎5g
2014.03.18	加	天花粉10g　木香10g
	减	炒僵蚕10g
2014.07.22	加	白芍10g
2014.12.02	减	天花粉10g

讨论

中医认为左半结肠癌及直肠癌容易出现肺转移，水谷精微从上向下，降极而升，癌肿亦可从左半结肠降至直肠进而转移到上焦。患者在直肠癌术后出现肺转移。结合四诊资料考虑患者为湿热郁蒸证，处方由薏苡仁附子败酱散（《金匮要略》）加减化裁而来，败酱草加马齿苋、半枝莲清热解毒，散结消肿。薏苡仁、土茯苓清热凉血，化痰利湿。热毒则血瘀，三七、鸡血藤、姜黄、王不留行、预知子活血化瘀，预知子还可疏肝理气，气行则血行。蜈蚣、石上柏为针对肺转移药物。天龙、醋商陆、土贝母、猫爪草化痰软坚散结抗肿瘤。后随患者症状变化随症加减处方，患者单纯服用中药预防肿瘤复发3余年，未见肿瘤进展。

附方

薏苡仁附子败酱散（《金匮要略》）：薏苡仁30g，附子6g，败酱草15g。

病例15　直肠癌肝转移

【摘要】

患者2010.10确诊直肠癌肝转移，2010.11.01行直肠癌切除术+肝右叶部分切除术，术后行4周期化疗，2011.02复查肝转移癌复发，予"肝癌射频消融术"。患者于2011.04.14开始中药治疗至今，期间定期复查，肿瘤未见明显进展。

【中医疗效评估】

直肠癌晚期荷瘤，2011.04—2015.05单纯中药治疗，肿瘤稳定。

基本信息

姓名	性别	年龄	住院号	联系电话	籍贯
段NQ	男	81岁	272934	130××××1597	天津市

【基本病史】

患者主因"血便4月余"第一次入院，临床诊断直肠癌肝转移，于2010.11.01全麻下行直肠癌切除术+肝右叶部分切除术，术后对症支持治疗，后予FOLFOX方案化疗4周期，2011.02复查发现肝转移复发，予"肝癌射频消融术"。患者于2011.04.14开始中药治疗至今，期间多次复查，未见明显异常。现在仅用中药维持治疗，患者一般情况较好。

【瘤科情况】

病史：直肠癌肝转移术后4年半，肝转移复发4年。

病理：直肠腺癌，肝脏转移性腺癌。

【理化检查】

检查时间	检查项目	结果描述
2010.09.23	上腹MR强化	肝右叶占位性病变，考虑恶性肿瘤；胰头占位性病变，考虑囊腺瘤，伴胰管轻度扩张；双肾多发囊肿
2010.11.01	病理	直肠腺癌，肝脏转移性腺癌
2011.02.15	上腹MR强化	"直肠癌肝转移术后"改变，残肝右后叶占位性病变，考虑转移瘤，其余与术前2010.09.23片比较未见明显变化
2013.12.22	腹部CT平扫	①直肠癌术后改变，定期复查；②肝脏右叶边缘不规整，密度不均，请结合临床病史；③胆囊增大伴肝内胆管部分扩张；④脾大。以上建议强化CT

【治疗经过】

住院次数	时间	手术	放疗	化疗	靶向	生物	中药	评估
1	2010.10.18—2010.11.18	√						
2	2010.12.06—2010.12.17			√				
3	2011.01.01—2011.01.06			√				
4	2011.01.21—2011.01.27			√				
5	2011.02.10—2011.02.25		√	√				

【化学治疗】

开始时间	化疗方案	化疗周期	评估
2010.11—2011.02	亚叶酸钙400mg d1 替加氟 1000mg d1~2 奥沙利铂150mg d1	q3w×4	

【中医中药治疗】

四诊资料

身热倦怠,胸闷腹胀,肢酸咽肿,周身无力,舌红少苔,可见瘀点。舌下可见静脉迂曲增粗。

中药处方

2011.04.29	豆蔻6g 蜂房5g 茵陈30g 三七2g 石韦10g 白花蛇舌草30g 水蛭3g 太子参30g 制天南星30g 土鳖虫6g 天龙5g 车前子30g 地榆10g 枸杞子10g 广藿香10g 黄芩10g 制何首乌20g 鸡血藤30g 炒建曲10g 猫人参50g 土贝母6g 醋商陆9g 郁金10g

2011.05.12	加	肉苁蓉30g 酒大黄6g 当归10g
	减	蜂房5g 白花蛇舌草30g 车前子30g 炒建曲10g

2011.05.26	加	土茯苓30g
	减	鸡血藤30g
2011.06.17	加	凌霄花6g
	减	土鳖虫6g
2011.07.01	加	白英20g　半边莲30g　苍术10g　胆南星9g　炙甘草6g　苦参6g
	减	制天南星30g　天龙5g
2011.07.15	加	薏苡仁30g　苦杏仁10g　鸡血藤30g
	减	石韦10g　郁金10g
2011.07.29	加	浙贝母10g
	减	醋商陆9g　半边莲30g　薏苡仁30g　苦杏仁10g　土贝母6g
2011.08.16	加	醋商陆9g　薏苡仁30g　瓜蒌30g　苦杏仁10g　土贝母6g
	减	肉苁蓉30g
2011.08.30	加	肉苁蓉20g　青礞石10g
	减	酒大黄6g　当归10g　浙贝母10g　苦杏仁10g
2011.09.15	加	谷精草30g　决明子10g
	减	醋商陆9g　苍术10g　薏苡仁15g　苦参6g　青礞石10g
2011.09.29	加	半边莲30g　薏苡仁30g
	减	猫人参40g
2011.10.13	减	土贝母6g
2011.10.18	加	醋商陆9g
2011.11.01	加	车前子30g　酒大黄12g　牛蒡子10g
	减	白英20g　生地榆10g　决明子10g

2011.11.15	加	石见穿30g 蝉蜕6g 夏枯草30g 僵蚕10g
	减	肉苁蓉10g 车前子30g
2011.12.14	减	酒大黄6g
2012.01.20	加	泽漆10g 白芍10g 车前子30g 当归10g 牵牛子6g
	减	水蛭3g 蝉蜕6g
2012.03.01	加	苍术10g
2012.03.20	加	大腹皮30g 厚朴6g 木香6g 醋五灵脂10g
	减	苍术10g 车前子30g
2012.04.05	加	肉桂3g 槟榔10g 酒大黄6g 醋香附10g
	减	大腹皮30g 胆南星3g 牛蒡子10g 谷精草30g
2012.04.19	加	砂仁3g 苍术10g 泽泻20g 黄柏6g
	减	厚朴6g 肉桂3g 土茯苓30g 酒大黄6g
2012.05.03	加	白花蛇舌草30g 半枝莲30g
	减	泽泻20g 黄柏6g
2012.05.24	加	败酱草30g 仙鹤草30g
	减	砂仁3g 僵蚕10g
2012.06.07	加	王不留行30g
	减	木香6g
2012.06.28	加	木香6g 土茯苓30g
	减	炙甘草6g 王不留行30g
2012.07.17	加	黄芪30g
	减	土茯苓30g 苍术10g 薏苡仁30g
2012.07.23	加	砂仁3g
	减	醋五灵脂10g 茵陈30g

续表

2012.08.09	加	制天南星6g
	减	砂仁3g
2012.09.04	加	煅瓦楞子30g
	减	白芍10g
2012.09.18	加	大腹皮30g 厚朴6g 天麻10g 茯苓10g 白术10g 马鞭草30g 土贝母6g 法半夏9g
	减	石见穿3g 白花蛇舌草30g 当归10g 枸杞子10g 夏枯草10g 醋香附10g 黄芪30g 制何首乌20g 鸡血藤30g 牵牛子6g
2012.10.23	加	大腹皮30g 厚朴6g 车前子30g 冬瓜皮30g
	减	白花蛇舌草30g 白芍10g 半枝莲30g 当归10g 枸杞子10g
2012.11.06	加	党参10g 土茯苓30g
	减	瓜蒌30g 太子参15g
2012.11.20	加	天龙3g 醋鳖甲10g
	减	土茯苓30g 夏枯草30g 制何首乌20g
2012.12.03	减	石见穿30g 薏苡仁75g
2012.12.27	减	醋五灵脂30g
2013.01.11	加	全蝎5g
	减	天龙3g
2013.01.22	加	蜂房10g 黄芪30g
	减	鸡血藤10g 厚朴10g 全蝎5g 车前子30g 苍术10g
2013.07.18	加	砂仁10g
	减	豆蔻10g
2013.08.13	加	当归10g 木瓜10g 生牡蛎30g 白芍10g 炒菜菔子10g
	减	党参10g 冬瓜皮30g 牵牛子10g 白花蛇舌草20g

续表

2013.12.17	加	猪牙皂2g　醋五灵脂10g　酒大黄5g　牵牛子30g　薏苡仁10g　葶苈子10g
	减	醋鳖甲10g　木瓜10g　生牡蛎30g　大腹皮10g
2014.10.21	加	鸡血藤30g
	减	葶苈子10g
2015.03.17	加	山楂30g　桔梗10g　马齿苋30g　生蒲黄10g
	减	猪牙皂2g　牵牛子30g　薏苡仁10g　醋香附10g

讨论

患者直肠癌，定位在阳明经，考虑到肝转移，兼顾厥阴肝经，大肠与肝肾同属下焦，故治疗应考虑肝、肾、脾同治。患者初诊时放化疗刚结束不久，肝胆湿热症状明显，以甘露消毒丹（《医效秘传》）中茵陈、豆蔻、广藿香轻利肝胆湿热，黄芩清金治木。肝藏血，肿瘤患者为高凝状态，以三七、水蛭、土鳖虫、鸡血藤活血化瘀，可抑制转移，三七可补虚强壮。石韦、地榆、枸杞子、炙何首乌有升血作用，对症治疗放化疗引起的骨髓抑制。车前子利水，清热，祛湿。太子参、炒建曲益气健脾，从太阴治；枸杞子、炙何首乌补益肝肾、滋水涵木，从少阴治。白花蛇舌草清热解毒，擅治消化道肿瘤。醋商陆、天龙、土贝母、制天南星，蜂房化痰攻毒软坚散结，抗肿瘤。猫人参为肝脏肿瘤专用药。随后处方根据患者症状变化随症加减，患者有便秘，且结直肠癌要通利，方中间断加入酒大黄、肉苁蓉、芍药、瓜蒌、青礞石、薏苡仁等以化痰、泻下、通便。患者腹胀气滞明显时，方中加入厚朴、大腹皮、木香、冬瓜皮、苍术、炒莱菔子等行气除胀利水之品。患者肝转移复发射频消融术后单纯中药治疗至今已有4年余，病灶一直稳定未再进展，可见中药预防肿瘤复发转移效果显著。

附方

甘露消毒丹（《医效秘传》）：飞滑石十五两，绵茵陈十一两，淡黄芩十两，石菖蒲六两，川贝母五两，木通五两，藿香四两，射干四两，连翘四两，薄荷四两，白豆蔻四两。

病例16 直肠癌肝转移

【摘要】

患者2007.05确诊直肠癌行根治术治疗，术后行化疗4周期，2007.11复查发现肝转移行伽马刀治疗，2008.05复查肝转移癌复发，行肝段切除术。患者于2008.10开始中药治疗至今，期间定期复查，肿瘤未见明显进展。

【中医疗效评估】

直肠癌术后肝脏2次复发，转移灶切除后单纯中药治疗7年，肿瘤未再复发。

基本信息

姓名	性别	年龄	住院号	联系电话	籍贯
朱SY	男	64岁	225525	022××××4102	天津市

【基本病史】

患者2007.05因直肠癌于外院行前切除术，术后病理为腺癌淋巴结（＋）。术后予草酸铂+CF方案化疗6周期。2007.11B超发现左肝Ⅱ段转移，行伽马刀治疗。2008.05CT发现肝左叶Ⅳ段转移，2008.06.06行肝Ⅵ、Ⅱ段转移癌切除术+门静脉置管术，术后病理为转移性腺癌。术后行3次化疗，具体不详。患者于2008.10.15开始中药治疗至今，患者一般情况较好。

【瘤科情况】

病史：直肠癌肝转移术后8年，肝转移7年。

病理：直肠腺癌，淋巴结（＋）。

【理化检查】

检查时间	检查项目	结果描述
2007.05	术后病理	腺癌，淋巴结（＋）
2007.11	腹部B超	肝Ⅱ段转移
2008.05	腹部CT	肝左叶Ⅳ段转移
2008.06.06	术后病理	肝转移性腺癌
2009.01.05	腹部CT强化	肝脏术后，手术区可见局限低衰灶，边界较清晰，胆囊不大，胰腺走行自然，脾不大，双肾平扫未见明显异常，未见腹水，肝脏包膜略显增厚
2009.04.01	腹部CT强化	与2009.01.05日片比较无明显变化
2010.05.20	腹部CT强化	与2009.04.01比较：左肾上腺内支小结节，建议观察
2010.06.25	盆腔CT增强	直肠前切除术后，手术金属卡周围结构清楚，未见异常强化肿物，膀胱充盈尚可，前列腺不大，其内可见点状致密，周围结构清晰，双精囊对称，双侧髂脉区及腹股沟区未见明显肿大淋巴结，盆腔未见积液

续表

检查时间	检查项目	结果描述
2011.12.27	全腹部CT增强	与2010.05.20上腹CT片比较：总体情况未见明显变化 与2010.06.25盆腔CT片比较：总体情况未见明显变化
2012.12.18	上腹CT增强	与2011.12.27片比较：盆腹腔未见明显变化
2013.12.20	全腹CT增强	与2012.12.18上腹CT片比较：整体未见明显变化
2014.12.23	全腹CT增强	与2013.12.20片比较：原右肾稍高密度灶较前减低，体积较前增大，余无显著变化

【治疗经过】

住院次数	时间	手术	放疗	化疗	靶向	生物	中药	评估
1	2007.05	√						
2	2007.11		√					
3	2008.06	√						

【化学治疗】

开始时间	化疗方案	化疗周期	评估
2007.06	亚叶酸钙 草酸铂	6	

【中医中药治疗】

四诊资料

发热体疲，口渴胸闷，食欲不振，小便赤涩，舌红，苔白腻，脉弦滑。

中药处方

2008.10.15		败酱草 30g　蜈蚣 3g　天龙 6g　茵陈 15g　鸡内金 6g　马齿苋 30g　商陆 10g　生牡蛎 30g　豆蔻 6g　莪术 30g　浙贝母 10g　鳖甲 10g　广藿香 10g
2008.11.03	加	乌梅 10g　僵蚕 10g
	减	鳖甲 10g
2008.11.17	加	土茯苓 30g　厚朴 9g　大腹皮 30g
	减	醋商陆 10g
2011.07.01		砂仁 3g　醋商陆 9g　桑叶 20g　山药 30g　山萸肉 20g　石斛 20g　石决明 20g　首乌藤 30g　菟丝子 30g　半枝莲 60g　苍术 10g　车前子 30g　熟地黄 30g　枸杞子 10g　夏枯草 30g　菊花 20g　决明子 20g　牛膝 10g　谷精草 30g　三七 2g
2011.08.16	加	炒苍耳子 9g　蝉蜕 6g　泽泻 10g
	减	首乌藤 30g
2011.09.27	加	僵蚕 10g
2011.11.14	减	菟丝子 30g
2012.01.05	加	白英 20g　败酱草 30g　土鳖虫 6g　大血藤 30g
	减	炒苍耳子 9g　桑叶 20g
2012.03.02	加	姜半夏 9g
	减	砂仁 3g　石决明 20g　半枝莲 60g　熟地黄 30g　决明子 20g
2012.04.12	加	醋香附 10g　预知子 30g　猫人参 30g
2012.05.03	加	牵牛子 6g　醋五灵脂 10g　蒲黄 6g
	减	大血藤 30g
2012.06.07	加	升麻 6g　薏苡仁 30g　柴胡 24g　牡丹皮 10g　盐黄柏 6g　羌活 10g　黄芩 10g　绵萆薢 10g
	减	牵牛子 6g　山萸肉 20g　石斛 20g　蝉蜕 6g　枸杞子 10g　僵蚕 10g　蒲黄 6g

2012.11.13	加	白花蛇舌草30g　王不留行30g　瞿麦30g
	减	升麻6g　泽泻10g　菊花10g　绵草薢10g　盐黄柏6g　羌活10g
2013.01.29	加	天龙6g
	减	山药10g　薏苡仁30g　谷精草30g　瞿麦30g
2013.04.11	加	鱼腥草20g
	减	败酱草30g
2013.10.10	加	木鳖子15g
	减	牡丹皮10g　土鳖虫10g　车前子20g
2013.11.22	加	猫爪草10g
	减	猫人参30g
2014.08.28	肉桂3g　醋商陆9g　花椒6g　黄连6g　淡附片6g　细辛3g　乌梅30g　当归10g　生牡蛎30g　三七2g　木香5g　猫爪草30g　马齿苋30g　黄柏5g　党参10　炒僵蚕10g　仙鹤草30g　败酱草30g	
2014.09.11	加	郁金30g　炒苍耳子9g　威灵仙20g　防风10g　五味子5g
	减	木香5g
2014.09.26	加	木香5g　仙茅30g
	减	郁金30g　炒苍耳子9g　威灵仙20g　防风10g　牡蛎30g　猫爪草30g　五味子5g
2014.10.09	加	石上柏30g　苍术20g
	减	当归10g　败酱草30g
2015.02.06	减	淡附片6g　乌梅30g
2015.02.25	加	淡附片6g　当归10g　败酱草30g
	减	花椒6g
2015.03.18	加	花椒6g　乌梅30g

讨论

　　患者直肠癌术后2次肝转移，行转移灶切除术后开始口服中药预防再次复发。患者所患为阳明、厥阴、少阳病，初治时根据患者四诊资料考虑肝胆湿热证，选甘露消毒丹（《医效秘传》）加减化裁，以利湿化浊，清热解毒。方中茵陈清热利湿，豆蔻、藿香为芳香之品可辟秽化浊，宣湿浊之壅滞，令气畅而湿行。浙贝母利湿化痰，清金治木。败酱草、马齿苋清热解毒，为治结直肠癌用药。鳖甲、天龙、醋商陆、牡蛎软坚散结，且鳖甲、牡蛎入厥阴肝经，既可软坚又可滋阴，清热兼顾养阴，体现截断法思想。肝藏血，蜈蚣、莪术活血化瘀，缓解高凝状态，预防复发转移。鸡内金健脾消食，从太阴脾经论治。随后根据患者症状变化加减处方，2011.07处方变动较大，患者出现视物模糊，辨证为肝肾阴虚证，以杞菊地黄丸（《医方考》）及石斛夜光丸为基本方加减而来，方中大量滋补肝肾之阴，清肝明目药物。2014.08患者复查发现多发结肠息肉，考虑患者直肠癌病史，不除外多发息肉恶变可能，处方变为以乌梅丸（《伤寒杂病论》）为基本方专治息肉。后患者2014.08.19肠镜切除息肉，病理回报多发性管状腺瘤。患者单纯中药治疗7年，成功预防肿瘤复发转移，现正常生活。

附方

　　1. 甘露消毒丹（《医效秘传》）：飞滑石十五两，绵茵陈十一两，淡黄芩十两，石菖蒲六两，川贝母五两，木通五两，藿香四两，射干四两，连翘四两，薄荷四两，白豆蔻四两。

　　2. 杞菊地黄丸（《医方考》）：枸杞子40g，菊花40g，熟地黄160g，山萸肉（制）80g，牡丹皮60g，山药80g，茯苓60g，泽泻60g。上药研末，炼蜜为丸，每服6～9g，温开水送下。

3. 乌梅丸（《伤寒杂病论》）：乌梅30g，黄连6g，附子（炮，去皮）6g，蜀椒（炒香）5g，细辛3g，黄柏6g，干姜9g，桂枝6g，人参6g，当归6g。

病例17　直肠癌

【摘要】

患者2011.04确诊直肠癌，术前分期较晚，放化疗1周期后2011.07.30行根治术，术后辅助化疗6周期。患者于2012.04.17开始中药治疗至今，期间定期复查，未见明显复发及转移征象，患者一般情况较好。

【中医疗效评估】

直肠癌Ⅲ期术后，中药预防复发转移。

基本信息

姓名	性别	年龄	住院号	联系电话	籍贯
王TY	男	56岁	285053	155×××related×7389	天津河东区

【基本病史】

患者2011.04.27主因大便不成形，伴脓血黏液便等不适入院，术前分期$T_3N_1M_0$，行术前同步放化疗1周期，2011.07.30再次入院行根治术，术后病理：（直肠）中分化腺癌，侵至外膜，伴大片坏死及钙化，区域淋巴结1/9。术后予FOLFOX方案化疗6周期。患者于2012.04.17开始中药治疗至今，期间定期复查，未见复发及转移征象，患者一般情况较好。

【瘤科情况】

病史：直肠癌术后4年，肝转移7年。

病理：（直肠）中分化腺癌，侵至外膜，伴大片坏死及钙化，区域淋巴结1/9。

【理化检查】

检查时间	检查项目	结果描述
2011.05.03	盆腹部强化CT	直肠弥漫肿物，考虑为恶性肿瘤，请结合内镜；脾大
2011.07.25	术后病理	（直肠）中分化腺癌，侵至外膜，伴大片坏死及钙化，区域淋巴结1/9
2011.07.27	腹部增强CT	直肠癌放疗后，直肠壁不规则增厚，明显不均匀强化，较2011.05.03片减轻，骶前可见软组织结节样影，略呈环形强化
2011.11.16	腹部增强CT	①与2011.07.27腹部CT比较无显著变化；②直肠癌术后，吻合口区肠壁增厚水肿，骶前软组织增厚，观察；③膀胱壁弥漫性增厚，腔内多发小气泡，请结合临床
2013.03.13	腹部CT平扫	与2012.01.05片比较：精囊上方软组织增厚未见明显变化，不除外残端肠管，梨状肌处左侧出现结节，考虑为淋巴结肿大，左侧肾盂轻度扩张，请结合其他检查
2013.06.18	腹部CT平扫	与2013.03.13日片比较：原左梨状肌结节未见明确显示，局部脂肪层欠清，其余盆腔未见明显变化

【治疗经过】

住院次数	时间	手术	放疗	化疗	靶向	生物	中药	评估
1	2011.04.27—2011.07.01		√	√				
2	2011.07.25—2011.08.16	√						
3~8	2011.08.24—2011.11.21			√				
9	2011.12.12—2012.01.20	√						

【化学治疗】

开始时间	化疗方案	化疗周期	评估
2011.04	奥沙利铂 150mg d1 卡培他滨 1g bid d1~14	1	
2011.08—2011.11	亚叶酸钙 300mg d1~2 氟尿嘧啶 500mg ivd d1~2 1250mg civ d1~2 奥沙利铂150mg d1	6	

【中医中药治疗】

四诊资料

气短乏力，胃脘胀满，攻撑作痛，痛及两胁，情志不畅时更甚，饮食减少，舌质淡红，苔薄白，脉弦。

中药处方

2012.04.17	郁金10g 牵牛子6g 木香6g 太子参30g 败酱草30g 天花粉10g 醋鳖甲10g 川楝子10g 吴茱萸3g 仙鹤草30g 醋香附10g 浙贝母10g 海藻30g 黄芪30g 猫爪草30g 艾叶30g 醋五灵脂10g 醋商陆9g 蜂房5g 三七2g		
2012.05.17	加	石见穿30g	
	减	天花粉10g	

续表

2012.05.31	加	醋青皮6g 全蝎3g 瓜蒌10g
2012.08.14	加	玄参30g
2012.08.14	减	吴茱萸3g
2012.10.11	加	浙贝母20g 白花蛇舌草30g 制天南星18g
	减	瓜蒌10g 猫爪草30g 败酱草30g 石见穿30g
2012.10.15	加	龙葵15g
	减	醋商陆9g
2012.10.23	加	淫羊藿30g
2012.11.05	加	党参20g
	减	太子参15g
2012.12.03	加	制远志5g 土贝母10g
	减	党参20g 牵牛子6g 浙贝母30g
2012.12.17	加	预知子10g 浙贝母20g
	减	玄参10g 黄芪20g 土贝母10g 川楝子5g
2012.12.28	郁金10g 橘叶10g 玄参20g 蜂房10g 海藻30g 制淫羊藿30g 凌霄花10g 龙葵10g 木香5g 全蝎5g 三七2g 土贝母10g 制远志5g 醋香附10g 醋青皮10g 白花蛇舌草20g 黄芪10g	
2013.01.15	加	白英20g 蟾衣3g 砂仁10g
	减	龙葵10g
2013.09.10	加	醋鳖甲10g
	减	玄参20g 海藻30g 凌霄花10g
2013.09.27	加	陈皮6g
	减	橘叶10g
2013.10.18	加	党参20g
	减	黄芪10g

续表

2014.02.18	加	黄芪20g
	减	制淫羊藿10g　制远志5g
2014.09.04	加	马齿苋30g　仙鹤草30g　败酱草30g
	减	橘叶10g　醋鳖甲10g
2015.03.03	加	醋五灵脂10g
	减	合欢皮20g

讨论

结直肠癌属于下焦疾患，为阳明大肠所主，主传导，糟粕由此出。阳明体阳而用阴，喜润而恶燥，中见太阴湿化。阳明大肠与太阴经脾、肺两脏关系密切，同时受少阳厥阴的影响。肝肾与大肠同居下焦，病多相传，故其治重在升太阴脾肺之气，降阳明胃肠之滞，兼以疏肝补肾，燥湿泻热，行气活血。木香、郁金取自颠倒木金散（《医宗金鉴》），加上川楝子、醋香附共同疏肝理气活血。三七、醋五灵脂活血化瘀。仙鹤草、败酱草为结直肠专用药。醋鳖甲归肝肾经，长于软坚散结，联合天花粉养阴滋阴，具有复形质的作用。海藻、醋商陆、蜂房、猫爪草、浙贝母化痰软坚散结。浙贝母清金治木。牵牛子泻下通便，醋五灵脂以浊攻浊。吴茱萸入肝胃，可降阳明胃肠之滞。黄芪益气保肝。2012.12处方有较大变动，因患者肝郁气滞症状明显，加入青皮、远志疏肝，木来克土，加陈皮、玄参清热凉血；滋阴降火；解毒散结。凌霄花、龙葵入厥阴肝，清热解毒，凉血活血。患者用药至今，病情稳定，未见肿瘤复发。

附方

颠倒木金散（《医宗金鉴》）：木香、郁金。每服2钱，老酒调下。

病例18　直肠癌肝多发转移

【摘要】

患者2015.03查体发现肝内多发肿块，进一步检查证实为直肠癌，肝内多发转移。2015.04开始中药治疗，用药1月后复查肝上肿瘤明显缩小。

【中医疗效评估】

2015.04—2015.05，中药治疗肝转移瘤缩小。

基本信息

姓名	性别	年龄	住院号	联系电话	籍贯
刘ZZ	男	64岁	407210	—	天津市

【基本病史】

患者于2014.10起无明显诱因开始出现轻度间断性腹痛伴排便不畅，不伴有黏液、脓血便，未及时就诊，后腹痛及排便困难较前进行性加重。2015.03.26于当地医院查体，腹部B超提示肝内多发肿块，考虑肝转移瘤。2015.04.01查上腹CT增强结果提示：肝内多发大小不等低密度灶，符合肝转移瘤表现。后入天津市肿瘤医院CT检查示：局部直肠壁改变，考虑恶性肿瘤；肝脏多发病灶，考虑转移。2015.04.15给予选择性肝动脉、肠系膜下动脉灌注化疗、栓塞术。2015.04.24在B超引导下给予经皮穿刺肝转移瘤

125粒子植入术控制肝内转移灶进展。2015.04开始中药治疗，用药1月后复查肝上肿瘤明显缩小。2015.06.29行直肠癌切除+肠造瘘手术，现在术后恢复中，暂停服用中药。

【瘤科情况】

病史：直肠癌，肝内多发转移。

病理：病理未出。

【理化检查】

时间	检查项目	结果
2015.04.09	上腹+盆腔CT	局部直肠壁改变，考虑恶性肿瘤。肝脏多发病灶，考虑转移。左肝强化小结节，考虑血管瘤可能。肝脏多发囊肿。多见两下肺野多个单薄小结节影，考虑转移可能，建议定期复查
2015.05.19	上腹+盆腔CT	与2015.04.09上腹、盆腔CT比较：肝脏部分病灶较前缩小、局部可见粒子影，余变化不明显

【治疗经过】

住院次数	时间	手术	放疗	化疗	靶向	生物	中药	评估
1	2015.04.03—2015.04.21		√	√				

【中医中药】

四诊资料

消瘦腹满，两目黯黑，肌肤甲错，咽干口渴，烧心口苦，饥不欲食，大便秘结，睡眠欠佳，舌质紫暗少苔，脉微细。

中药处方

2015.06.01	山楂10g　蚕沙30g　乌梅30g　醋鳖甲10g　野葡萄根30g　醋商陆9g　猫人参30g　醋五灵脂20g　白英20g　三七2g　生赭石30g　桃仁10g　土鳖虫10g　仙鹤草30g　猫爪草30g　马齿苋30g　酒大黄5g　鸡血藤30g　炒僵蚕10g　半枝莲20g　浙贝母30g　白芍30g　白花蛇舌草20g　败酱草30g
2015.06.17	原方不变

讨论

　　患者为直肠癌晚期，确诊时已多发肝转移，为阳明厥阴并病，结合患者四诊资料，考虑厥阴瘀血，以大黄䗪虫丸（《伤寒杂病论》）为基本方加减。肝藏血，肝体阴而用阳，白芍养血敛阴；内有干血，以大黄、桃仁、土鳖虫、三七、鸡血藤、野葡萄根破血逐瘀。醋鳖甲、醋商陆、猫爪草、猫人参软坚散结抗癌，醋鳖甲为厥阴经主药。热伏则血瘀，白花蛇舌草、败酱草、仙鹤草、半枝莲清热解毒。因肠道内为碱性环境，同时结合患者症状，选用乌梅、山楂，白芍等酸性收敛药物治疗，且乌梅又是入厥阴经的药物。阳明证的治疗考虑通便和泄浊，痰湿毒结合成为浊邪，但芳香化湿的药往往不见效，用五灵脂、蚕沙起泄肠道浊邪作用。患者虽然用药时间不长，但效果明显，肝脏肿瘤显著缩小，赢得了原发病手术的机会。

附方

　　大黄䗪虫丸（《伤寒杂病论》）：熟大黄300g，土鳖虫（炒）30g，水蛭（制）60g，虻虫（去翅足，炒）45g，蛴螬（炒）45g，干漆（煅）30g，桃仁120g，苦杏仁（炒）120g，黄

苓60g，地黄300g，白芍120g，甘草90g

病例19 结肠癌、乳腺癌标志物升高

【摘要】

患者2007.09确诊直肠癌，行根治术，术后常规辅助化疗，2010.11开始口服中药治疗，2011.01复查标志物均升高，用中药3月余标志物全部降至正常。2014.06确诊乳腺癌行根治术治疗。

【中医疗效评估】

标志物显著升高，中药治疗3月余后完全恢复正常。

基本信息

姓名	性别	年龄	门诊号	联系电话	籍贯
杨FQ	女	62岁	96320	150×××1281	天津市

【基本病史】

患者2007.09主因间断便血1年半就诊于某医院，行肠镜：直肠肿物菜花样改变，以癌肿为首要考虑。2007.09.25行"腹腔镜下直肠前切除术"，病理回报：中分化腺癌侵及黏膜下层，脉管内见癌栓，切缘（-），肠系膜淋巴结3/7，临床分期为T_1N_1Mx，Dukes C期。术后化疗6周期（具体不详），后病情稳定。2010.11开始口服中药治疗，2011.01复查标志物CA72-4，CEA，CA242均升高，用中药3月余，标志物均逐渐降至正常。2014.06确诊乳腺癌，2014.06.18行乳腺癌改良根治术，术后继续口服中药预防复发转移。现患者复查未见明显异常，一般情况好。

【瘤科情况】

病史：直肠癌术后8年，乳腺癌术后1年。

病理：直肠癌：中分化腺癌侵及黏膜下层，脉管内见癌栓，切缘（－），肠系膜淋巴结3/7，临床分期为T_1N_1Mx，Dukes C期。

乳腺癌：浸润性导管癌 TxN_0M_0。

【西医检查】

时间	项目	检查结果
2013.09.09	胸CT	①胸部平扫双肺纵隔胸膜未见明显异常；②右乳散在小结节，脂肪层浑浊，请结合其他检查
2014.05.26	胸腹CT	①与2013.09.09胸CT比较整体未见明显变化；②双肾灌注不均，观察；③直肠癌术后改变，建议定期复查；④子宫占位，考虑平滑肌瘤
2015.03.23	胸腹CT	①右乳腺癌术后，双肺纹理增多，右肺下叶索条，观察；②与2014.05.26上腹及盆腔CT比较未见明显变化

附

检查日期	检测指标			
	CA72-4(U/mL)	CA199(U/mL)	CA242(U/mL)	CEA(μg/L)
2010.09.12	6.08	15.12	5.03	5.28
2010.12.01	2.51	9.75	2.12	5.04
2011.01.26	948.6	8.34	15	11.23
2011.02.09	21.86	8.29	5.05	10.29
2011.03.10	3.76	9.87	7.74	6.81
2011.04.07	4.88	8.2	3.21	5.44
2011.11.07	3.18	8.49	4.61	5.79

续表

检查日期	检测指标			
	CA72-4（U/mL）	CA199（U/mL）	CA242（U/mL）	CEA（μg/L）
2012.02.13	2.33	10.36	7.2	5.88
2012.04.16	1.07	9.02	5.69	5.41
2012.06.18	1.3	7.28	9.82	5.31
2012.10.11	3.11	10.12	4.93	6.22
2013.01.09	0.983	10.59	8.58	4.82
2013.04.17	0.674	10.18	4.67	3.99
2013.09.09	4.52	11.86	6.96	4.03
2014.02.13	1.63	10.36	3.2	4.24
2014.05.21	1.77	11.18	3.92	3.78
2014.11.26	3.56	9.65	5.08	5.01

【中医中药治疗】

四诊资料

面色暗黄，眼泡微浮，口中黏腻，体倦，面色少华，手足不温，舌淡少苔，脉微细。

治疗处方

2010.03.25	猫爪草 30g　马鞭草 30g　马齿苋 30g　仙鹤草 30g　天龙 3g　三七 2g　醋商陆 10g　菝葜 30g　野葡萄根 30g　猫人参 30g　白花蛇舌草 30g　半枝莲 30g　淡附片 6g　醋鳖甲 10g　牡蛎 20g　薏苡仁 30g　蜈蚣 2g	
2010.04.09	加	瞿麦 20g　胆南星 6g　土茯苓 15g
2010.04.23	加	制川乌 3g　水蛭 3g
	减	三七 2g

119

续表

2010.05.25	加	三七2g　射干10g　预知子10g　藤梨根30g　白术10g
	减	天龙3g　猫人参30g
2010.06.10	加	白头翁10g
2010.11.04		猫爪草30g　醋商陆9g　野葡萄根30g　白花蛇舌草30g　土茯苓30g　蜈蚣2g　水蛭3g　三七2g　射干10g　藤梨根30g　白头翁10g　半枝莲30g　川楝子10g　醋香附10g　茵陈30g　豆蔻6g　广藿香10g　薄荷6g　黄芩10g　薏苡仁30g　桑寄生10g　法半夏10g　徐长卿10g　醋延胡索10g　醋五灵脂10g　煅瓦楞子10g　旋覆花10g　厚朴6g
2010.12.02	加	柴胡　土贝母6g　木香6g
	减	茵陈30g　豆蔻6g　广藿香10g　薄荷6g　射干10g
2011.01.07	加	制天南星30g
	减	煅瓦楞子10g　旋覆花10g　川楝子10g
2011.01.31	加	山慈菇6g　五倍子6g
	减	徐长卿10g　醋延胡索10g　醋五灵脂10g
2011.01.07	加	白英20g　地榆10g
	减	薏苡仁30g　藤梨根30g
2011.04.21	加	党参20g　茯苓10g
	减	厚朴6g　桑寄生10g
2011.05.19	加	补骨脂10g
	减	土贝母6g
2011.06.30	加	苦参6g　炙甘草3g
	减	补骨脂10g
2011.07.28	加	茵陈30g　土茯苓30g　苍术10g　王不留行30g　广藿香10g　醋五灵脂10g　豆蔻6g
	减	制天南星30g　柴胡24g　地榆10g　猫爪草30g　醋商陆9g

续表

2011.08.12	加	醋商陆 9g　黄芪 20g　姜黄 6g　猫人参 40g
	减	王不留行10g　法半夏9g　茯苓10g　五倍子6g　山慈姑 6g
2011.09.06	加	山慈姑 6g　山豆根 10g　石韦 10g　地榆 10g　蚕沙 10g　五倍子 6g
	减	黄芪 20g　猫人参 40g　黄芩 10g　苦参 6g　苍术 10g
2011.10.11	加	茜草 30g　乳香 6g
	减	山豆根 10g
2011.10.25	加	蝉蜕 6g　乌梅 10g　僵蚕 10g
	减	山慈姑 6g　土茯苓 30g　五倍子 6g　茜草 30g
2011.11.08	加	川楝子 10g　龙葵 15g　土贝母 6g
	减	白英 20g
2011.12.27	加	白英 20g　石见穿 30g
	减	乳香 6g　姜黄 6g　龙葵 15g
2012.01.13	加	泽漆 10g　制白附子 3g
2012.02.14	加	牵牛子 6g
2012.02.28	加	山慈姑 6g　五倍子 6g
	减	制白附子 3g　石韦 10g　地榆 10g　蚕沙 10g
2012.03.27	加	苏木 10g　预知子20g
	减	王不留行 20g
2012.04.05	加	猫爪草 30g　槟榔 10g　夏枯草 10g
	减	水蛭 3g　蝉蜕 6g　预知子 20g　泽漆 5g
2012.05.03	加	前胡 10g　百部 10g　蜜紫菀 10g
	减	夏枯草 10g　僵蚕 10g

2012.05.31	加	白芍 10g　夏枯草 10g　当归 10g
	减	前胡 10g　百部 10g　蜜紫菀 10g
2012.08.03	减	豆蔻 6g
2012.10.11	加	太子参 15g　黄芪 10g　蜂房 5g　天龙 5g　凤尾草 30g　连翘 30g
	减	石见穿 30g　乌梅 10g　猫爪草 30　党参 20g　牵牛子 6g　蜈蚣 2g
2012.11.27		白英 20g　天龙 5g　醋商陆 9g　蟾衣 3g　醋五灵脂 10g　野葡萄根 30g　连翘 30g　紫苏子 30g　乌梢蛇 10g　王不留行 30g　白头翁 10g　当归 10g　炙甘草 3g　三七 2g　猫爪草 30g　瞿麦 30g　鸡血藤 30g　炙乳香 5g　炙没药 5g　仙鹤草 30g　砂仁 10g　败酱草 30g
2012.12.25	加	半枝莲 20g
	减	醋五灵脂 10g
2013.01.22	加	五味子 5g　白花蛇舌草 20g
	减	天龙 2g　蟾衣 5g
2013.02.19	加	蟾衣 3g
	减	瞿麦 30g　当归 10g
2013.07.09		山慈姑 30g　石上柏 30g　泽漆 10g　醋商陆 9g　蟾衣 3g　五倍子 6g　炙甘草 3g　白头翁 10g　天龙 3g　败酱草 30g　五味子 5g　砂仁 10g　三七 2g　仙鹤草 30g　猫爪草 30g　鸡血藤 30g　半枝莲 20g　木香 10g
2014.02.18	加	桃仁 10g
	减	泽漆 10g
2014.07.08		石上柏 30g　醋商陆 9g　橘叶 10g　枸杞子 10g　炙甘草 3g　白头翁 10g　猫爪草 30g　木香 10g　三七 2g　石韦 30g　仙鹤草 30g　仙茅 10g　浙贝母 30g　鹿角霜 10g　鸡血藤 30g　制淫羊藿 30g　川楝子 10g　半枝莲 20g　败酱草 30g　醋青皮 10g

续表

2014.08.04	加	蟾衣6g
	减	枸杞子10g
2014.10.14		炙甘草3g 白头翁10g 醋商陆9g 蟾衣6g 橘叶10g 猫爪草30g 木香10g 三七2g 天冬50g 仙鹤草30g 仙茅10g 浙贝母10g 鹿角霜10g 制淫羊藿30g 川楝子10g 败酱草30g 阿胶3g 醋青皮10g
2014.12.09	加	炒僵蚕10g 马齿苋20g
	减	阿胶3g
2015.01.04	加	半枝莲40g 白花蛇舌草20g
	减	炒僵蚕10g 马齿苋20g

讨论

患者直肠癌术后，单纯服用中药治疗预防复发。直肠癌为阳明病，与太阴脾、厥阴肝、少阴肾的关系很密切。初诊时根据患者四诊资料辨为阳虚痰凝血瘀证。处方以醋鳖甲、牡蛎入厥阴经以软坚散结，兼养阴。蜈蚣、三七、马鞭草活血化瘀；热伏则血瘀，白花蛇舌草、败酱草、仙鹤草、半枝莲、马齿苋清热解毒，且有抗肿瘤作用。薏苡仁、菝葜、天龙、醋商陆、猫爪草、猫人参化痰利湿软坚散结。考虑患者有阳虚症状，加入少量淡附片以温阳化气，从少阴治。2010.04处方中陆续加入胆南星、川乌有星附散（《普济本事方》）之意，可祛风化痰、温经散寒。2011.01患者复查标志物显著升高，方中加入山慈姑以清热解毒，消痈散结。近年来山慈姑被广泛用于治疗癥瘕痞块和多种肿瘤，本品含有秋水仙碱等多种生物碱，是抗癌有效物质，但对肝脏有一定毒副作用，配伍五倍子可起到保肝作用，拮抗其肝损伤，同时嘱病人每月查肝功看有无异常，以便及时发现问题。

2014.06患者发现乳腺癌，行根治术术后因分期较早未行放化疗，中药处方改为兼顾乳腺癌。根据脏腑经络学说，乳头属于足厥阴肝经，乳房属于足阳明胃经，外乳属足少阳胆经，而脾胃、肝胆相表里，故临床上认为乳腺癌与肝脾两脏密切相关。肾为元气之根，冲任之本。肾气充盛则冲任脉盛，冲任之脉属于肝肾。故乳腺癌之发病与肝脾肾三脏密切相关，而直肠癌与肝脾肾关系也很密切。方中青皮、橘叶、川楝子以疏肝散寒、暖肝解郁兼以散结消肿，有洞天救苦丹（《外科全生集》）之意。配以商陆、浙贝、猫爪草下痰散结；三七、鸡血藤活血逐瘀；鹿角霜以调冲任，引经入肝肾；木香疏肝理气；乳腺癌的发生与雌激素水平较高关系密切，仙茅、淫羊藿、石韦有对抗雌激素的作用。败酱草、半枝莲、仙鹤草、白头翁清热解毒，为治直肠癌用药。清热需养阴，枸杞子可滋肝肾之阴。患者坚持中药至今，虽标志物升高明显但未见直肠癌复发，效果较好。

附方

1. 星附散（《普济本事方》）：天南星（大者）、半夏（二味薄切，姜汁浸透）、黑附子（炮裂，去皮脐）、白附子（炮微黄）、川乌（灰火炮制，去皮尖用）、白僵蚕（去丝嘴，炒）、没药（别研入药）、人参（去芦）、白茯苓（去皮）各等分。每服10g，水、酒各1盏，同煎，去沫热服。

2. 洞天救苦丹（《外科全生集》）：有子蜂窠、鼠矢（尖者）、青皮、楝树子（立冬后者佳）各等分研细末。每服15g，陈酒送服，服后要隔2日再服。

病例20 直肠癌肺转移

【摘要】

患者2013.08查体发现直肠癌右肺转移。2013.08.27行直肠癌肺转移姑息术。术后行FOLFOX方案化疗7周期。2013.10复查胸CT见右下肺多发结节，肝脏未见异常。2014.02复查腹部CT示肝左叶小低密度灶，定期复查。患者自2014.03开始口服中药治疗至今，2015.05复查CT示胸部结节未见明显变化，而肝左叶小低密度灶已经消失。

【中医疗效评估】

1. 2014.03—2015.05单独中药治疗，肝转移灶消失。

2. 2014.03—2015.05单独中药治疗，肺转移灶稳定。

基本信息

姓名	性别	年龄	住院号	联系电话	籍贯
王JM	男	55岁	357039	131××××6936	天津市

【基本病史】

患者于近年来间断稀便带血未予重视，后于2013.07行便潜血筛查示阳性，行结肠镜检查，进镜10cm至直肠可见息肉样肿物，表明充血隆起，咬检病理腺癌。2013.08.23CT示：右肺下叶结节结合病史考虑转移瘤。2013.08.27行腹腔镜直肠癌前切除术。术后病理：高中分化腺癌，侵及黏膜下层，脉管内可见癌栓，断端阴性，肠系膜淋巴结3/9。术后在天津市人民医院行生物治疗2次，化疗1次。后转入天津市肿瘤医院行FOLFOX方案化疗7次。2013.10

复查胸CT见右下肺多发结节，建议观察。2014.02复查腹部CT示肝左叶小低密度灶，定期复查。患者自2014.03开始中药治疗至今，2015.05复查CT示胸部结节未见明显变化，而肝左叶小低密度灶已经消失。

【瘤科情况】

病史：直肠癌，右肺转移。

病理：高中分化腺癌，侵及黏膜下层，脉管内可见癌栓，断端阴性，肠系膜淋巴结3/9。

【理化检查】

时间	检查项目	结果
2013.10.28	上腹+盆腔+胸部CT	"直肠癌术后"，术区可见手术金属卡，邻近软组织增厚。前列腺不大，未见明显异常密度及强化影。双侧精囊密度正常。双侧精囊角清晰。膀胱充盈良好，壁不厚，腔内未见明显异常密度及强化影。双侧腹股沟区及髂脉区未见明显肿大淋巴结。未见盆腔积液征象。右肺中下叶胸膜下可见多发结节，较大者直径约为0.6cm。右肺尖多发囊泡样透亮区。左肺上叶舌段、右肺中叶可见索条。双肺门不大，纵隔内及双腋下未见确切肿大淋巴结
2013.12.10	上腹+盆腔+胸部CT	与2010.10.28片相比：未见明显变化，随诊复查
2014.02.06	上腹+盆腔+胸部CT	与2013.12.10片相比：肝左叶小低密度灶，建议必要时MR进一步检查，余无显著变化
2014.05.08	上腹+盆腔+胸部CT	与2014.02.06片相比：肝实质密度减低，余无显著变化
2014.10.21	胸部CT	与2014.05.08片相比：右下肺结节略显增大，其余胸部未见明显变化

续表

时间	检查项目	结果
2015.05.18	上腹+盆腔 +胸部CT	与2014.10.21胸部CT片相比未见明显变化。 与2014.05.08腹盆腔CT片相比：肝脏脂肪浸润较前明显，原肝左叶低密度灶此次显示不清，余无显著变化

【治疗经过】

住院次数	时间	手术	放疗	化疗	靶向	生物	中药	评估
1~7	2013.10.28—2014.01.27			√				

【化学治疗】

开始时间	化疗方案	化疗周期	评估
2013.09.25 （人民医院）	奥沙利铂 150mg d1 亚叶酸钙 150mg d1~5 氟尿嘧啶750mg d1~5	1	
2013.10.31— 2014.01.24	奥沙利铂 150mg d1 亚叶酸钙 300mg d1~5 氟尿嘧啶 500mg ivd d1 4300mg civ 46h	8 q2w	

【中医中药】

四诊资料

面色无华，口唇色暗，头晕心悸，时有腹痛，胸闷胸痛，咳嗽少痰，舌色紫暗，苔薄白，脉细涩。

中药处方

2014.03.11		当归 10g　白芍 10g　三七 4g　鸡血藤 30g　天龙 4g　蜂房 10g　炒僵蚕 10g　乌梢蛇 10g　醋商陆 9g　石上柏 30g　马齿苋 30g　猫爪草 30g　仙鹤草 30g　败酱草 30g
2014.04.22	加	水蛭 3g　土鳖虫 10g
	减	蜂房 10g
2014.08.12	加	桔梗 10g　乌梅 10g　白头翁 10g
	减	炒僵蚕 10g
2014.12.23	加	肉桂 3g　金银花 10g　木香 5g
2015.02.04	减	乌梅 10g
2015.05.24		原方不变

讨论

　　患者直肠癌，为阳明病，初治时已发现右肺转移，肝脏可见低衰灶，未行西医治疗，单纯中药治疗，处方由当归芍药散（《宋·太平惠民和剂局方》）加减而来。以当归、芍药、三七、鸡血藤养血活血，天龙、蜂房、僵蚕、乌梢蛇、醋商陆攻毒化痰活血，共抗肿瘤；石上柏、马齿苋、猫爪草、仙鹤草、败酱草清热解毒，肺与肠共治。2014.04.22第二次就诊时加抵挡汤（《金匮要略》）中水蛭、土鳖虫以增强全方活血作用。2014.08.12处方中加入乌梅、白头翁增强药物清利厥阴经湿热的作用。2014.12.23患者病情缓解，病邪由厥阴转出少阳，故加入肉桂、金银花、木香取芍药汤（《素问病机气宜保命集》）之意，从少阳经论治。现患者复查CT见胸部结节未见明显变化，而肝左叶小低密度灶已经消失，中药疗效显著。

附方：

1. 当归芍药散（《宋·太平惠民和剂局方》）：当归、茯苓（去皮）、白术，各100g；川芎、泽泻，各200g；白芍药400g。

2. 抵挡汤（《金匮要略》）：水蛭30个（熬），虻虫30枚（熬，去翅足），桃仁20个（去皮尖），大黄3两（酒浸）。上四味为末，以水5升，煮取3升，去滓，温服1升。

3. 芍药汤（《素问病机气宜保命集》）：芍药30g，当归15g，黄连15g，槟榔6g，木香6g，甘草6g（炒），大黄9g，黄芩15g，官桂7.5g。

肝癌的临床研究及治疗验案

肝细胞癌（Hepato cellular carcinoma，HCC）是全球第六大常见恶性肿瘤，也是恶性肿瘤中引起患者死亡的三大常见原因之一[1-2]。中国是肝癌高发国家，其发病人数占全球55%，防治肝癌已成为中国一个重大的公共卫生问题[3]。新确诊的肝细胞癌中有80%～90%都是不可切除的肝癌[4-5]。即使部分患者在确诊后能够接受根治性治疗，例如肝移植、肝切除术和局部消融治疗等，但最终仍有50%～90%患者死于肝癌复发[6]。虽然很多治疗方法已用于晚期肝癌，但是目前只有经动脉化疗栓塞（Transarterial chemoembolization，TACE）和索拉非尼被证明能够延长患者生存期[7]。此外，迄今为止仍然没有足够的证据显示肝细胞癌的各种非根治性治疗措施的联合应用优于单一应用[8]。因此，由于肝细胞癌预后差而其治疗选择又十分有限，这就使得很多患者去寻求补充和替代医学（Complementary and alternative medicine，CAM）的帮助。

祖国传统医学是公认的一种重要的CAM疗法，它已逐渐成为中国乃至世界治疗恶性肿瘤的常见方法之一。中医治疗可用于肝细胞癌发病发展的全过程，其在肝细胞癌中的疗效备受关注[9]。甚至曾有外文报道显示部分肝癌患者在接受中医治疗后出现肿瘤自发性消退的现象[10]。多年来，我们一直致力于中医药对恶性肿瘤患者的治疗，大量的病源和丰富的临床经验使我们形成了独具特色的治疗原则和处方特点。另外，我们还建立了庞大的门诊肿瘤患者资料数据库，这就为我们运用科学的统计学方法系统探究中医药在治疗恶性肿瘤中的作用提供了重要的基础。我们整理了肝细胞癌患者的病历资料，通过统计学方法系统评估了中医辨证施治及中西医联合治疗对不可切除肝细胞癌患者的疗效。

● 中医治疗的辨证分型及处方特点

现将肝细胞癌患者的主要辨证分型分述如下：

1. 肝气郁滞型：临床表现主要为胸胁或少腹胀闷窜痛，情志抑郁或易怒，喜太息；妇女可见乳房胀痛、月经不调、痛经，甚则闭经；舌淡红，苔薄白，脉弦。治疗原则为疏肝解郁。常用方剂为小柴胡汤加减。

2. 肝经湿热型：临床表现主要为胁肋部胀痛灼热，厌食腹胀，口苦泛恶，大便不调，小便短赤；或寒热往来，身目呈黄色；或男子阴囊湿疹，睾丸肿胀热痛，女子带下黄臭，外阴瘙痒；舌红，苔黄腻，脉弦数或滑数。治则为清热除湿。常用方剂为甘露消毒丹加减。

3. 脾肾两虚型：临床表现主要为形寒肢冷，面色㿠白，腰膝或腹部冷痛，久泻久痢，或五更泄泻，粪质清稀或完谷不化，或小便不利，面浮肢肿，甚则腹胀如鼓；舌淡胖苔白滑，脉沉迟无力。治则为强肾健脾。常用方剂为苍牛防己汤加减。

4. 肝阴不足型：临床主要表现为头晕耳鸣，两目干涩，视力减退，面部烘热或颧红，口燥咽干，五心烦热，潮热盗汗，或胁肋隐隐灼痛，或手足蠕动，舌红少津，脉弦细数。治则为养肝滋阴。常用方剂为一贯煎加减。

以上4种辨证分型的加减用药列于表5-1。此外，癌痛和腹水是HCC患者主要的并发症，我们应用多种中药缓解HCC患者的并发症以提高患者的生活质量。治疗癌痛的中药主要有徐长卿、川楝子、延胡索及五灵脂等；治疗腹水的中药主要有防己、龙葵、商陆、冬瓜皮及大腹皮等。

表5-1　肝细胞癌患者不同辨证分型的中药处方

中文名	拼音	拉丁文名	英文名	常用剂量（g）
肝气郁滞型：小柴胡汤加减				
柴胡	Chaihu	*Radix Bupleuri*	Chinese thorowax root	30
黄芩	Huangqin	*Radix Scutellariae*	Baical skullcap root	10
天龙	Tianlong	*Gekko japonicus Dumeril et Bibron*	Gecko	5
三七	Sanqi	*Radix Notoginseng*	Sanqi	2
郁金	Yujin	*Radix Curcumae*	Turmeric root tuber	10
预知子	Yuzhizi	*Fructus Akebiae*	Akebia fruit	10
肝经湿热：甘露消毒丹加减				
茵陈	Yinchen	*Herba Artemisiae Scopariae*	Virgate wormwood herb	30
黄芩	Huangqin	*Radix Scutellariae*	Baical skullcap root	10

中文名	拼音	拉丁文名	英文名	常用剂量（g）
豆蔻	Doukou	*Fructus Ammomi Rotundus*	Jave Amonum Fruit	10
广藿香	Guanghuoxiang	*Herba Pogostemonis*	Cablin patchouli herb	10
猫人参	Maorenshen	*Actinidia valvata Dunn*	Root of Valvate Actinidia	30
瞿麦	Qumai	*Herba Dianthi*	Lilac pink herb	30
土贝母	Tubeimu	*Rhizoma Bolbostemmatis*	Paniculate bolbostemma	10
脾肾两虚型：苍牛防己汤加减				
苍术	Cangzhu	*Rhizoma Atractylodis*	Atractylodes rhizome	10
白术	Baizhu	*Rhizoma Atractylodis*	Largehead atractylodes rhizome	10
牛膝	Niuxi	*Radix Achyranthis Bidentatae*	Twotoothed achyranthes root	30
桑寄生	Sangjisheng	*Herba Taxilli*	Chinese taxillus herb	30
防己	Fangji	*Radix Stephaniae Tetrandrae*	Mealy fangji root	10
三七	Sanqi	*Radix Notoginseng*	Sanqi	2
天龙	Tianlong	*Gekko japonicus Dumeril et Bibron*	Gecko	5
太子参	Taizishen	*Radix Pseudostellariae*	Heterophylly Falsestarwort root	30

中文名	拼音	拉丁文名	英文名	常用剂量（g）
黄芪	Huangqi	*Radix Astragali seu Hedysari*	Milkvetch root	30
肝阴不足型：一贯煎加减				
北沙参	Beishashen	*Radix Glehniae*	Coastal glehnia root	30
地黄	Dihaung	*Radix Rehmanniae Recens*	Unprocessed rehmannia root	10
枸杞子	Gouqizi	*Fructus Lycii*	Barbary wolfberry fruit	10
川楝子	Chuanlianzi	*Fructus Meliae Toosendan*	Szechwan chinaberry fruit	10
茵陈	Yinchen	*Herba Artemisiae Scopariae*	Virgate wormwood herb	30
天龙	Tianlong	*Gekko japonicus Dumeril et Bibron*	Gecko	5
鳖甲	Biejia	*Carapax Trionycis*	Turtle carapace	10

　　中药组和非中药组患者基线特征的比较结果见表5-2。两组患者的人口学特征（如年龄、性别）、基础肝病（如肝功分级）、瘤科情况（如AFP水平、最大肿物直径、肿物数目、有无肝外转移、有无门脉癌栓等）、治疗措施等没有统计学差异（$P > 0.05$）。

表5-2　中药组和非中药组患者基线特征的比较

影响因素	中药治疗		P value
	（ － ）（n=64）	（ ＋ ）（n=30）	
年龄（岁，$\bar{x} \pm s$）	58.47±11.10	56.00±9.37	0.294

续表

影响因素	中药治疗		P value
	（ - ）（ n=64 ）	（ + ）（ n=30 ）	
性别 （ 男/女 ）	58/6	26/4	0.825
Child-Pugh score （ A/B ）	52/9/3	26/4	0.721
AFP水平 （ μg/L ）	8938.33 （0.85, 126494.00 ）	3175.98 （0.61, 23132.00 ）	0.075
最大肿物直径 （ cm ）	6.80 （1, 19 ）	4.83 （1, 16.4 ）	0.077
肿物数目（单个/多个）	28/36	15/15	0.571
肝外转移（无/有）	51/13	26/4	0.595
门脉癌栓（无/有）	45/19	27/3	0.066
治疗			
肝癌切除术（无/有）	51/11	19/10	0.077
局部消融治疗（无/有）	34/30	12/18	0.235
全身治疗（无/有）	56/8	24/6	0.341
西医抗肿瘤治疗（无/有）	12/52	5/25	0.807

● 中药组与非中药组患者的生存分析

中药组与非中药组患者的生存曲线见图5-1。中药组和非中药组患者的中位生存期、1年生存率、2年生存率、3年生存率分别是36个月 （95% CI：23.61～48.39 ）、 76.7%、 56.1% 、46.8% 和12个月 （95%CI：8.08～15.92 ）、 48.4%、 26.6% 、13.6%。Log-rank检验显示中药组与非中药组中的OS存在显著差异，即中药组的生存期明显好于非中药组 （P＜0.001 ）。

在中药组中有5个单用中药治疗的患者。这5名患者的资料见

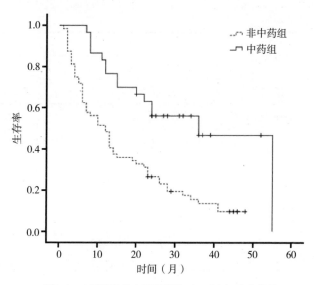

图5-1　中药组与非中药组的Kaplan-Meier生存分析

表5-3。其中1人获得完全缓解（complete response，CR），2名患者病情稳定（stable disease，SD）。这5名患者的生存期分别是8、22、24、25和28个月。

表5-3　单用中药治疗患者的特征及预后

	病案号				
	1	2	3	4	5
年龄（岁）	66	63	43	51	72
性别	男	男	男	男	女
民族	汉	汉	蒙古族	汉	汉
Child-Pugh score	A	A	B	B	A
AFP	138	5.6	10.5	214.6	21.37
最大肿物直径（cm）	4.3	6.5	5	3	3

	病案号				
	1	2	3	4	5
肿物数目	多个	单个	多个	多个	单个
肝外转移	有	无	无	无	无
门脉癌栓	有	无	无	无	无
肝癌切除术	有	无	无	无	有
服用中药时间（月）	3	12	22	22	33
OS	8	22	24	25	28
生存状态	死亡	死亡	存活（CR）	存活（SD）	存活（SD）

● 西医治疗组与中西医结合治疗组患者的生存分析

我们从中药组中去除单用中药治疗的5个患者，剩余的25个患者组成中西医结合治疗组；同样的，我们从非中药组中去除12个单用支持疗法治疗的患者，剩下的52个患者组成西医治疗组。两组患者的人口学特征、基础肝病、瘤科情况、治疗措施等没有统计学差异。西医治疗组和中西医结合治疗组患者的中位生存期分别是13个月和36个月。西医治疗组患者的1、2、3年生存率分别是55.8%、30.8%、16.9%，而中西医结合治疗组的1、2、3年生存率分别是76.0%、55.5%、46.2%。Log-rank检验显示西医治疗组和中西医结合治疗组中的OS存在显著差异，即中西医结合治疗组的生存期明显好于西医治疗组（$P<0.001$），两组的生存曲线见图5-2。

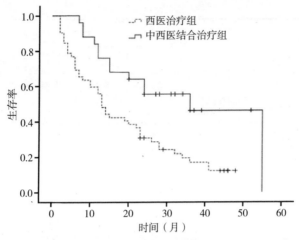

图5-2 西医治疗组和中西医结合治疗组的Kaplan-Meier生存分析

● 肝癌患者预后因素的单因素和多因素分析

单因素分析结果显示肝功分级、AFP水平、最大肿物直径、门脉癌栓、局部消融治疗及中药治疗是影响生存期的因素（表5-4）。随后，我们将这些影响肝癌患者生存期因素纳入COX回归模型中进行多因素分析，发现肝功分级、门脉癌栓、局部消融治疗及中药治疗是影响肝癌患者生存期的独立的预后因素（表5-5）。

表5-4 肝癌患者预后因素的单因素分析

影响因素	n	中位生存时间（月）	2年生存率（%）	P
年龄（岁）（≤56/>56）	47/47	19/13	42.1/51.1	0.276
性别（男/女）	84/10	14/13	75.0/40.0	0.854
Child-Pugh score（A/B）	78/16	19/5	39.7/16.7	0.003

续表

影响因素	n	中位生存时间（月）	2年生存率（%）	P
AFP水平（μg/L）（≤400/>400）	57/37	45.5/20.8	45.5/20.8	0.022
最大肿物直径（cm）（≤5/>5）	49/45	23/8	44.7/26.3	0.009
肿物数目（单个/多个）	43/51	23/13	43.9/29.3	0.155
肝外转移（无/有）	77/17	20/11	40.2/17.6	0.061
门脉癌栓（无/有）	72/22	22/8	42.7/13.6	<0.001
治疗				
肝癌切除术（无/有）	21/70	14/15	37.5/35.4	0.987
局部消融治疗（无/有）	48/46	24/7	49.8/21.3	<0.001
全身治疗（无/有）	14/80	24/14	40.8/34.8	0.398
中药治疗（无/有）	30/64	36/12	56.1/26.6	<0.001

表5-5　肝癌患者预后因素的多因素分析

影响因素	分类	系数	SE	P	RR	95% CI（RR）
Child-Pugh score	A vs B	−1.125	0.353	0.001	0.324	0.162~0.648
门脉癌栓	无vs有	0.732	0.287	0.011	2.079	1.183~3.652
局部消融治疗	无vs有	−0.725	0.255	0.005	0.484	0.294~0.799
中药治疗	无vs有	−0.942	0.324	0.004	0.390	0.207~0.736

肝细胞癌（HCC）是一种恶性程度高、预后差的肿瘤，HCC的治疗仍是一个棘手的问题，目前已达成共识——综合治疗是HCC的治疗原则，也是提高患者生存期的重要措施。在西医领域，许多研究致力于探讨各种西医局部治疗手段联合应用对不可切除肝细胞肝癌患者生存期的影响。已有研究表明TACE联合

局部消融治疗能够延长HCC患者的生存期[11-14]。一项Meta分析研究显示射频消融联合TACE较单用射频消融能提高肝癌患者1、3、5年生存率[13]。然而这两种方法提高肝癌患者生存率的作用十分有限，因为其自身存在很大的局限性：TACE很难做到肿瘤完全坏死，而消融很大程度上受到病灶位置的限制。另一方面，也存在许多全身治疗手段联合应用效果的报道，例如各种化疗药物的联合应用对肝癌生存期的影响[14-19]，尽管一项随机双盲Ⅱ期的临床研究表明索拉菲尼联合阿霉素有4%的缓解率（仍需大规模的Ⅲ期临床研究证实）[20]，但是大部分研究并没有显示出生存获益。至于局部治疗手段和全身治疗手段的联合，免疫疗法联合TACE或RFA可行性不佳，安全性有有待于商榷[21-23]。此外，以往鲜有关于索拉菲尼联合各种局部治疗手段的报道，但是近期一项前瞻性随机双盲多中心的Ⅲ期临床研究正在进行中，该研究主要探讨索拉菲尼联合TACE较TACE单用对HCC生存期的影响，我们期待该项研究结果的揭晓。综上所述，西医各种治疗手段联合应用的效果不尽如人意，也可以说这些研究仍处于初期阶段，需要更多的探索和更长时间的验证。

近年来，中医被越来越多的人关注和接受，中医以其注重整体观的特点被认为更加适合用于肿瘤的治疗。辨证论治是中医用药的基础，它旨在通过使用不同性味归经的中药使人体达到阴阳平衡，只有准确辨证和精确用药才能达到改善癌症患者预后的目的。许多专家在肝癌的治疗上希望探索出一条全新的中西医结合之路[11, 24-27]。我们的这项研究是对中西医结合治疗肝癌的初步探索。我们收集了吴雄志老师近年来治疗的不可手术切除肝癌患者的病历资料，所有的患者都经过认真的辨证，并且随时根据患者证型的变化调整用药。首先我们将患者分成中药组和非中药组，这两组患者的基线特征和治疗手段是均衡的，生存分析显示中药组较非中药组的生存期明显延长，而且COX多因素回归分析显示中药是肝癌患者独立的预后因素。有研究显示没有任何治疗的肝癌患者的自然生存期是5个月[28-29]，而我们的研究中有5个患者服用了1个月中药，其中位生存期为24个月（其中3个仍存活至今且病情稳定），明显长于肝癌患者的自然生存期。然后我们进一步将患者分为中西医结合治疗组和西医治疗组，生存分析显示中西医结合治疗组较西医治疗组能明显延长肝癌患者的生存期，这与大多数中医学者的经验相一致。

尽管我们的研究结果令人鼓舞，但是我们需要理智地看待这项研究，因为该研究有其自身的局限性。首先，也是最重要的一点，这是一项回顾性病例研究。其次，受限于收集门诊资料相对困难，该研究的样本量偏小。该研究结果有赖于大规模前瞻性研究的证实。尽管我们的研究存在这样或那样的缺点，但是我们却为将来更深入的研究，尤其是大规模多中心前瞻性的研究提供了方向和第一手资料。

总之，多因素分析显示以辨证施治为基础的中医治疗是不可切除肝癌患者独立的预后因素，能够改善其生存期。而且，中西医结合治疗较西医治疗能明显延长不可切除肝癌患者的生存期。我们的研究也许能够为肝癌的综合治疗开辟新的研究领域。

参考文献

[1] Jemal A, Bray F, Center MM, et al. Global cancer statistics[J]. CA Cancer J Clin, 2011, 61: 69-90.

[2] Llovet JM, Burroughs A, Bruix J. Hepatocellular carcinoma[J]. Lancet, 2003, 362: 1907-1917.

[3] Yuen MF, Hou JL, Chutaputti A. Hepatocellular carcinoma in the Asia

pacific region[J]. J Gastroenterol Hepatol, 2009, 24: 346-353.

[4] World Health Organization. International Agency for Research on Cancer. GLO-BOCAN 2008. (http: //globocan.iarc.fr)

[5] Lau WY, Lai EC. The current role of radiofrequency ablation in the management of hepatocellular carcinoma: a systematic review[J]. Ann Surg, 2009, 249: 20-25.

[6] Sakon M, Nagano H, Nakamori S, et al. Intrahepatic recurrences of hepatocellular carcinoma after hepatectomy: analysis based on tumor hemodynamics[J]. Arch Surg, 2002, 137: 94-99.

[7] Lee YK, Kim SU, Kim DY, et al. Prognostic value of alpha-fetoprotein and des-gamma-carboxy prothrombin responses in patients with hepatocellular carcinoma treated with transarterial chemoembolization[J]. BMC Cancer, 2013, 13: 5.

[8] Yang J, Yan L, Wang W. Current status of multimodal and combination therapy for hepatocellular carcinoma[J]. Indian J Med Res, 2012, 136: 391-403.

[9] Wu MC. Traditional Chinese medicine in prevention and treatment of liver cancer: function, status and existed problems[J]. Chin J Integr Med, 2003, 1: 163-164.

[10] Cheng HM, Tsai MC. Regression of hepatocellular carcinoma spontaneous or herbal medicine related[J]. Am J Chin Med, 2004, 32: 579-585.

[11] Liao M, Huang J, Zhang T, et al. Transarterial chemoembolization in combination with local therapies for hepatocellular carcinoma: a meta-analysis[J]. PLoS One, 2013, 8 (7) : e68453.

[12] Wang N, Guan Q, Wang K, et al. TACE combined with PEI versus TACE alone in the treatment of HCC: a meta-analysis[J]. Med Oncol, 2011, 28: 1038-1043.

[13] Ni JY, Liu SS, Xu LF, et al. Transarterial chemoembolization combined with percutaneous radiofrequency ablation versus TACE and PRFA monotherapy in the treatment for hepatocellular carcinoma: a meta-analysis[J]. J Cancer Res Clin Oncol, 2013, 139: 653-659.

[14] Xu LF1, Sun HL, Chen YT, et al. Large primary hepatocellular

carcinoma: transarterial chemoembolization monotherapy versus combinedtransarterial chemoembolization-percutaneous microwave coagulation therapy[J]. J Gastroenterol Hepatol, 2013, 28: 456-463.

[15] Yan S, Xu D, Sun B. Combination of radiofrequency ablation with transarterial chemoembolization for hepatocellular carcinoma: a meta-analysis[J]. Dig Dis Sci, 2013, 58: 2107-2113.

[16] Boige V, Raoul JL, Pignon JP, et al. Multicentre phase II trial of capecitabine plus oxaliplatin (XELOX) in patients with advanced hepatocellular carcinoma: FFCD 03-03 trial[J]. Br J Cancer, 2007, 97: 862-867.

[17] Bobbio-Pallavicini E, Porta C, Moroni M, et al. Epirubicin and etoposide combination chemotherapy to treat hepatocellular carcinoma patients: a phase II study[J]. Eur J Cancer, 1997, 33: 1784-1788.

[18] Lee JO, Lee KW, Oh DY, et al. Combination chemotherapy with capecitabine and cisplatin for patients with metastatic hepatocellular carcinoma[J]. Ann Oncol, 2009, 20: 1402-1407.

[19] Nakamura M, Nagano H, Marubashi S, et al. Pilot study of combination chemotherapy of S-1, a novel oral DPD inhibitor, and interferon-alpha for advanced hepatocellular carcinoma with extrahepatic metastasis[J]. Cancer, 2008, 112: 1765-1771.

[20] Uka K, Aikata H, Mori N, et al. Combination therapy of oral fluoropyrimidine anticancer drug S-1 and interferon alpha for HCC patients with extrahepatic metastases[J]. Oncology, 2008, 75: 8-16.

[21] Ueshima K, Kudo M, Nagai T, et al. Combination therapy with S-1 and pegylated interferon alpha for advanced hepatocellular carcinoma[J]. Oncology, 2008, 75: 106-113.

[22] Abou-Alfa GK, Johnson P, Knox JJ, et al. Doxorubicin plus sorafenib vs doxorubicin alone in patients with advanced hepatocellular carcinoma: a randomized trial[J]. JAMA, 2010, 304: 2154-2160.

[23] Ma H, Zhang Y, Wang Q, et al. Therapeutic safety and effects of adjuvant autologous RetroNectin activated killer cell immunotherapy for patients with

primary hepatocellular carcinoma after radiofrequency ablation[J]. Cancer Biol Ther, 2010, 9: 903-907.

[24] Huang ZM, Li W, Li S, et al. Cytokine-induced killer cells in combination with transcatheter arterial chemoembolization and radiofrequency ablation for hepatocellular carcinoma patients[J]. J Immunother, 2013, 36: 287-293.

[25] Hoffmann K, Glimm H, Radeleff B, et al. Prospective, randomized, double-blind, multi-center, Phase Ⅲ clinical study on transarterial chemoembolization (TACE) combined with Sorafenib versus TACE plus placebo in patients with hepatocellular cancer before liver transplantation - HeiLivCa [ISRCTN24081794] [J]. BMC Cancer, 2008, 8: 349.

[26] Yu Y, Lang Q, Chen Z, et al. The efficacy for unresectable hepatocellular carcinoma may be improved by transcatheter arterialchemoembolization in combination with a traditional Chinese herbal medicine formula: a retrospective study[J]. Cancer, 2009, 115: 5132-5138.

[27] Chen Z, Chen HY, Lang QB, et al. Preventive effects of jiedu granules combined with cinobufacini injection versus transcatheter arterial chemoembolization in post-surgical patients with hepatocellular carcinoma: a case-control trial[J]. Chin J Integr Med, 2012, 18: 339-344.

[28] Dong XL, Gong Y, Chen ZZ, et al. Delisheng injection (得力生注射液) a Chinese medicinal compound, enhanced the effect of cis-platinum on lung carcinoma cell line PGCL3[J]. Chin J Integr Med, 2014, 20: 286-291.

[29] Chen YH, Hao LJ, Hung CP, et al. Apoptotic effect of cisplatin and cordycepin on OC3 human oral cancer cells. Chin J Integr Med 2013 doi: 10.1007/s11655-013-1453-3.

注：以上肝癌相关研究中的图表均来源于Chinese medicine herbal treatment based on syndrome differentiation improves the overall survival of patients with unresectable hepatocellular carcinoma. Chin J Integr Med. 2015, 21 (1): 49-57.

● 肝癌的治疗验案

病例21 肝弥漫多发肿物

【摘要】

患者于2011.04因肝区疼痛就诊，影像学检查示肝脏多发占位，弥漫整个肝右叶，患者自发病以来未进行任何西医抗肿瘤治疗。于2011.06开始单纯服用中药治疗，2014.11.18随访，患者一般状况良好，肿瘤病灶消失，恢复正常生活。

【中医疗效评估】

2011.06—2013.11单纯中药治疗，肝脏肿瘤消失。

基本信息

姓名	性别	年龄	门诊号	联系电话	籍贯
呼GJET	男	47岁	430237	139××××6445	内蒙古呼伦贝尔

【基本病史】

患者于2011.04因肝区疼痛就诊，影像学检查示肝脏多发占位，弥漫整个肝右叶，提示肝细胞癌。患者自发病以来未进行任何西医抗肿瘤治疗，于2011.06开始服用中药治疗，期间未行其他治疗，肿瘤病灶消失，于2014.08停止中药治疗，随访至2014.11.18日，患者一般状况良好，影像学检查未见结节影，疗效评价为CR。

【瘤科情况】

病史：确诊肝癌4年。

病理：无，未手术。

【基础肝病及瘤科情况】

检查项目	检查结果
肝硬化	有
HBs抗原	阴性
HCV抗体	阴性
Child-Pugh score	B
AFP水平（μg/L）	10.50
最大瘤物直径（cm）	5
瘤物数目	多个
门脉癌栓	无
肝外转移	无

【西医检查及治疗】

时间	项目	检查结果	治疗措施
2011.04		上腹部增强CT示肝右叶多发结节状高密度影，增强后肝内多个动脉期强化结节影，弥漫整个肝右叶，最大瘤物直径为5cm，考虑肝癌可能性大	
2011.06.14	CT	肝脏肿大，脂肪肝，肝内多发低密度灶，建议增强扫描；肝右叶钙化灶，脾内多发钙化灶。腹腔大量积液	
2011.06.16	增强CT	肝内多发低密度影，轻度强化，肝内多发恶性病变可能，请结合临床进一步检查，肝大，脂肪浸润，肝右叶钙化灶，脾内多发钙化灶。腹水	中药治疗

续表

时间	项目	检查结果	治疗措施
2011.07.18	增强CT	肝密度略减低欠均匀，与2011.06.16片比较：肝内异常强化灶，大部分消失。肝大，脂肪浸润，肝右叶钙化灶；脾略大，脾内多发钙化灶；腹水，对比原片量减少	中药治疗
2011.08.18	增强CT	与2011.07.18片对比，右叶低密度影消失；门静脉期包膜下区强化略高于肝实质密度影，建议隔期复查。肝大，脂肪浸润，肝右叶钙化灶；脾略大，脾内多发钙化灶；腹水，对比原片量略增多	中药治疗
2011.12.24	增强CT	肝硬化；肝不均匀强化，肝内多发结节状异常强化灶，硬化退变结节？请隔期复查。脾大，脾内多发钙化灶。腹腔积液	中药治疗
2012.03.22	增强CT	对比2011.11.24片：肝实质密度不均匀减低，门脉期不均匀强化，大致同前。肝右叶钙化灶。脾大，脾内多发钙化灶。腹膜后多发小淋巴结	中药治疗
2012.07.19	增强CT	肝实质门脉期强化不均匀，与2012.03.22片对比未见明确改变。肝Ⅵ段包膜下条状低密度影，考虑积液，肝右叶钙化灶。脾大，脾内多发钙化灶。腹膜后多发小淋巴结	中药治疗
2012.11.6	增强CT	肝实质门脉期强化不均匀，与2012.07.19片对比未见明确改变。肝右叶钙化灶。脾大，脾内多发钙化灶。腹膜后多发小淋巴结	中药治疗
2013.06.20	增强CT	肝实质门脉期强化不均匀，与2012.11.06片对比略好转。请结合临床肝功能检查，除外慢性肝损害。肝右叶钙化灶。脾大，脾内多发钙化灶。腹膜后多发小淋巴结	中药治疗

时间	项目	检查结果	治疗措施
2014.02.25	增强CT	与2013.06.20片比较：肝实质门脉期强化不均匀，位置及范围有所改变，请结合临床肝功能检查。肝右叶钙化灶，同前；脾大，脾内多发钙化灶，同前；腹膜后多发小淋巴结，大致同前	中药治疗
2014.11.19	增强CT	与2014.02.25片比较：肝实质门脉期强化不均匀，较前无明显变化，请结合临床肝功能检查。肝右叶钙化灶，同前；脾大，脾内多发钙化灶，同前；腹膜后多发小淋巴结，同前	中药治疗

图5-3为不同时期检测的增强CT片。

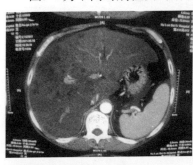

2011.06.16

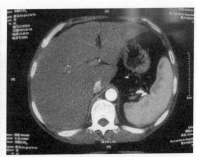

2011.07.18

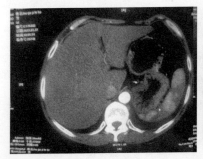

2012.03.22

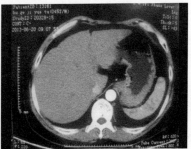

2013.06.20

图5-3　不同时期增强CT片

【中医中药治疗】

四诊资料

形体消瘦，不思饮食，口苦咽干，胁下痞硬胀痛，腹部胀满不适，舌淡，脉弦有力。

治疗处方

2011.06.23	党参30g 蜂房10g 瞿麦30g 制天南星30g 天龙5g 醋鳖甲10g 柴胡24g 甘草3g 薏苡仁60g 黄芩10g 龙葵15g 茜草30g 防己30g 凌霄花6g 鸡内金10g 土贝母6g 醋商陆9g 法半夏9g 三七2g	
2011.07.22	加	胆南星30g 猫人参30g 郁金10g
	减	制天南星30g
2011.08.26	加	白花蛇舌草30g 海藻30g
	减	蜂房10g 甘草3g 薏苡仁60g 黄芩10g
2012.06.05	三七2g 醋商陆9g 天龙6g 柴胡24g 党参30g 凌霄花6g 瞿麦30g 醋鳖甲10g 龙葵15g 鸡内金10g 防己30g 土贝母6g 法半夏9g 猫人参30g 马鞭草30g 大腹皮30g 姜黄6g 黄芩10g 桂枝12g 白芍10g 干姜3g 天花粉10g 牡蛎20g 炙甘草3g	
2012.07.31	加	炒蜂房6g 藤梨根30g 预知子3g
	减	三七2g 瞿麦30g 天龙6g 姜黄6g 猫人参30g
2012.11.13	加	三七2g 瞿麦30g 天龙6g 姜黄6g 猫人参30g
	减	法半夏6g 炒蜂房6g 藤梨根30g 预知子3g
2013.11.14	加	生龙骨15g 生薏苡仁10g
	减	白术20g 牡蛎15g

讨论

原发性肝癌是一种恶性程度极高、预后极差的恶性肿瘤，被称为"癌中之王"。属中医学的癥瘕、积聚、黄疸、胁痛、肝积等范畴。患者弥漫性肝占位，考虑恶性可能性大，辨证为少阳、厥阴病，初治时方选鳖甲煎丸（《伤寒杂病论》）加减，鳖甲为厥阴经主药，长于软坚化癥。凌霄花、三七、茜草活血化瘀，而且凌霄花入足厥阴肝经，现代研究证实有抗肿瘤作用。瞿麦利尿又复形质且有抗雌激素的作用。柴胡、黄芩、人参、半夏从少阳论治，和解少阳，益气化痰。防己利水除湿，龙葵清热解毒，活血消肿。鸡内金健胃消食缓解症状。制天南星、土贝母、醋商陆、薏苡仁、天龙化痰软坚散结，蜂房攻毒散结，共抗肿瘤。患者用药1月余效果显著，CT见肝脏肿瘤多数消失，病情逐渐缓解，厥阴转出少阳，至2012.06，肝脏肿瘤基本消失稳定，辨证为少阳太阴同病"见肝之病，知肝传脾"原方基础上加入柴胡桂枝干姜汤，以和解少阳，温化水饮。患者用药1年半，肝脏肿瘤基本消失，无明显症状，自行停药，现正常生活。

附方

1. 鳖甲煎丸（《伤寒杂病论》）：鳖甲12分（炙），阿胶3分（炙），蜂房4分（炙），鼠妇3分（熬），䗪虫5分（熟），蜣螂6分（熬），赤硝12分，柴胡6分，黄芩3分，半夏1分，人参1分，干姜3分，厚朴3分，桂枝3分，芍药5分，乌扇3分（炮），桃仁2分，牡丹皮5分（去心），大黄3分，葶苈1分（熬），石韦3分（去毛），瞿麦2分，紫葳3分。以上23味药，为末，取煅灶下灰一斗，清酒1斛五斗，浸灰，候酒尽一半。着鳖甲于中，煮令泛烂如胶漆，绞取汁，内诸药，煎为丸，如梧子大，空心服7

丸，日3服。

2．柴胡桂枝干姜汤（《伤寒杂病论》）：柴胡24g，桂枝9g，干姜9g，栝楼根12g，黄芩9g，牡蛎6g（熬），甘草6g（炙）。

病例22　肝癌

【摘要】

患者2011.05确诊肝脏多发小结节，考虑肝癌，行3次射频消融治疗，2012.12开始中药口服治疗至今，至2014.09复查肿瘤进展，再次行介入治疗，2015.06复查肿瘤稳定，现仍中药治疗中。

【中医疗效评估】

未手术，2012.12—2014.09肿瘤稳定。

基本信息

姓名	性别	年龄	门诊号	联系电话	籍贯
王FL	女	67岁	1008977	189××××2033	天津市

【基本病史】

患者慢性乙肝，长期于传染病医院抗病毒治疗，2011.05复查发现肝脏多发小结节，考虑肝癌，行3次射频消融治疗后病灶稳定，2012.12开始口服中药治疗至今，至2014.09复查肿瘤进展，再次行介入治疗，后坚持中药治疗至今，2015.06复查肿瘤稳定。

【瘤科情况】

病史：确诊肝癌3年余。

病理：未取病理。

【基础肝病及瘤科情况】

检查项目	检查结果
肝硬化	有
HBs抗原	阳性
HCV抗体	阴性
Child-Pugh score	B
AFP水平（μg/L）	4.50
最大肿物直径（cm）	<3
肿物数目	多个
门脉癌栓	无
肝外转移	无

【西医检查及治疗】

时间	项目	检查结果	治疗措施
2011.05.27	腹部B超	肝内异常回声（考虑肝CA术后改变），肝硬化，肝囊肿，脾内异常回声区（考虑脾动脉栓塞术后改变），脾大	
2014.08.26	腹部CT	符合肝脏治疗术后改变，延迟期肝实质强化不均匀，肝硬化脾大，食道胃底静脉曲张，脾静脉迂曲，肝内多发小囊肿，胃壁增厚，门静脉间及腹膜后多发小淋巴结	
2014.09.01	腹部B超	肝内坏死区（考虑消融法术后改变）	
2014.09.17	DSA	实质期肝右叶可见片状无明显染色区，考虑消融术后改变，其周边可见环形略浓染色区	肝癌介入治疗

【中医中药治疗】

治疗处方

2012.12.18	郁金20g 醋商陆9g 猫人参40g 白术10g 防己30g 姜黄6g 醋鳖甲10g 天龙5g 土贝母10g 三七2g 牛膝30g 凌霄花10g 黄芩10g 广藿香10g 豆蔻10g 醋鸡内金10g 茵陈30g 苍术30g
2013.03.26	加 茜草10g
2013.07.02	加 马鞭草10g
	减 茜草10g
2013.07.16	加 砂仁10g
	减 豆蔻10g
2013.12.10	加 葶苈子10g 龙葵30g 预知子10g
	减 砂仁10g 黄芩10g 广藿香10g
2014.04.08	加 茜草30g 煅瓦楞子30g
	减 郁金20g 葶苈子10g 龙葵30g
2014.08.12	加 天花粉10g
2015.01.06	加 生牡蛎30g
	减 醋鸡内金10g

讨论

原发性肝癌多在病毒性肝炎和肝硬化的基础上发展而来，中医学病因主要为湿热侵袭，由表入里，蕴阻中焦，湿热郁蒸，致气机阻滞，血行不畅，肝胆疏泄失常，日久则湿、热、气、血结聚成毒。肝癌患者血清中乙型肝炎病毒标记物阳性高达90%以上，病毒性肝炎的病因中医学认为是湿热毒邪所致，患者HBs抗原阳性，初治时肝胆湿热证明显，方选甘露消毒丹（《医效秘传》）为基本方加减。方中茵陈清热利湿功擅退黄，豆蔻、藿香为芳香之品可辟秽化浊，宣湿浊之壅滞，令气畅而湿行。浙贝母清肺热清金治木，更可化痰散结消痈。该方配伍集清热利湿，芳香化浊，解毒消痈之品于一体。现代研究发现甘露消毒丹复方有抗病毒、保护肝功能、提高机体免疫等作用。苍术、防己、牛膝、白术由仓牛防己汤（验方）而来，以健脾、活血、行水、预防腹水形成。三七、凌霄花、郁金、姜黄活血化瘀，凌霄花入厥阴肝经，郁金可疏肝。醋鳖甲、土贝母、醋商陆化痰软坚散结，醋鳖甲为厥阴经主要，且可养肝肾之阴。随后处方随患者症状变化随症加减，单纯中药治疗期间，肝脏病灶稳定1年半余，效果较好。

附方

1. 甘露消毒丹（《医效秘传》）：飞滑石十五两，绵茵陈十一两，淡黄芩十两，石菖蒲六两，川贝母五两，木通五两，藿香四两，射干四两，连翘四两，薄荷四两，白豆蔻四两。

2. 苍牛防己汤（验方）：苍术30g，白术30g，川牛膝30g，怀牛膝30g，汉防己30～60g。

病例23　肝多发肿物

【摘要】

患者于2010.05发现肝脏多发肿物，予3次介入治疗，2012.07开始单独服用中药治疗至今，未见肿瘤进展，一般状况良好。

【中药疗效评估】

2012.07—2015.05单独中药治疗，肿瘤未进展。

基本信息

姓名	性别	年龄	门诊号	联系电话	籍贯
邵YH	女	71岁	308188	139××××7981	天津市

【基本病史】

患者于2010.05因肝区疼痛就诊，影像学检查示肝脏多发占位，最大肿物直径6cm，提示肝细胞癌。2011.03开始服用中药治疗，在天津市武警医院做介入治疗3次，最后一次介入治疗时间是2012.07，之后单独使用中药治疗至今，2014.11.13随访，未见肿瘤进展，患者一般状况良好。

【瘤科情况】

病史：确诊肝细胞癌5年，介入治疗后。

病理：无，未手术。

【基础肝病及瘤科情况】

检查项目	检查结果
肝硬化	有
HBs抗原	阳性
HCV抗体	阴性
Child-Pugh score	A
AFP水平（μg/L）	23.40
最大肿物直径（cm）	6
肿物数目	多个
门脉癌栓	无
肝外转移	无

【西医检查及治疗】

时间	检查结果	治疗措施
2010.05	肝动脉造影示肝左外叶下段、左内叶、右后叶上下段多发占位，血管分支紊乱，实质期不规则染色，可疑癌灶	行选择性肝动脉栓塞术：直径为150~450μm的海藻酸钠微球0.3g栓塞
2011.08	选择性肝动脉造影示肝脏多发小结节状肿瘤染色，边界不清，部分融合	行选择性肝动脉栓塞术：直径为150~450μm的海藻酸钠微球0.2g栓塞
2012.07	选择性肝动脉造影示肝脏多发小结节状肿瘤染色，范围较前明显减少，血供减少，边界稍清	行选择性肝动脉栓塞术：直径为150~450μm的海藻酸钠微球0.2g栓塞

【中医中药治疗】

四诊资料

形体消瘦，胁肋部胀痛，不思饮食，口干舌燥，舌色青紫，苔薄白，可见明显裂纹，可见舌下结节，脉弦细。

治疗处方

2011.03.22		茵陈30g　豆蔻6g　广藿香10g　黄芩10g　北沙参30g　当归10g　枸杞子10g　川楝子10g　麦芽30g　茜草10g　天龙5g　薏苡仁30g　射干10g　三七2g　太子参30g　天花粉10g　徐长卿10g　醋延胡索30g　龙葵15g　甘草3g　防己10g　醋五灵脂10g　猫人参30g　凌霄花6g
2011.05.17	加	醋商陆9g　白芍30g　醋鳖甲10g　醋香附10g　姜黄6g　山楂10g
	减	茜草10g　薏苡仁30g
2011.08.03	减	山楂10g
2011.08.19	加	党参10g

2011.10.18	加	竹茹10g　赭石15g
	减	太子参15g
2011.11.15	加	苍术10g
	减	醋香附10g
2011.11.28	减	北沙参30g
2012.02.20	加	土鳖虫6g
	减	三七2g　白芍30g　川楝子10g
2012.03.20	加	三七2g　白芍30g　牛膝20g　鸡内金10g　白术30g　川楝子10g
	减	天花粉10g　土鳖虫6g　竹茹10g　赭石15g
2012.05.02	加	茯苓10g
	减	防己30g
2012.08.14	加	大腹皮30g　苦杏仁10g　黄芪30g　土贝母6g
	减	徐长卿10g　姜黄6g　醋延胡索10g
2012.09.04	加	百合10g　乌药10g　醋延胡索10g
	减	大腹皮30g
2012.09.28	加	杜仲10g　薏苡仁30g
	减	射干10g　牛膝10g
2012.11.27	减	党参30g　枸杞子10g　薏苡仁30g　龙葵15g　麦芽15g　鸡内金10g
2012.12.24	加	炙甘草3g　预知子10g　北柴胡5g
	减	川楝子10g　甘草3g
2013.01.30	加	醋香附10g

续表

2013.03.06	加	浙贝母10g　川楝子10g
	减	土贝母10g　百合10g
2013.07.02	加	防己10g　鸡血藤30g
	减	苦杏仁10g　乌药10g　北柴胡5g
2013.09.18	加	土贝母10g
	减	浙贝母10g
2014.03.04	加	郁金10g　桑寄生20g
	减	五灵脂10g　生杜仲10g　薏苡仁10g　土贝母10g　茯苓5g　醋香附10g　白芍10g
2014.09.25	加	姜黄12g　生地黄10g　牡丹皮10g　茯苓10g　白芍10g　北柴胡10g
	减	茵陈30g　黄芩10g　广藿香10g　豆蔻10g　川楝子10g　醋延胡索20g
2015.01.08	加	木香10g
2015.03.17	加	醋鸡内金10g
	减	郁金10g　木香10g
2015.04.21	减	姜黄12g

讨论

原发性肝癌多由病毒性肝炎和肝硬化发展而来，中医学病因主要为湿热毒邪入侵，由表入里，蕴阻中焦，湿热郁蒸，致气机阻滞，血行不畅，肝胆疏泄失常，日久则湿、热、气、血结聚成毒，胆道被阻，形成肝积。肝癌血清中乙型肝炎病毒标记物阳性高达 90% 以上，病毒性肝炎的病因中医学认为是湿热毒邪所致，患者HBs抗原阳性，初治时肝胆湿热症状明显，方选甘露消毒丹（《医效秘传》）为基本方加减。方中茵陈清热利湿功擅退黄，豆蔻、藿香为芳香之品可辟秽化浊，宣湿浊之壅滞，令气畅而湿行。射干清热解毒、散结消痈，更可清金治木。该方配伍集清热利湿、芳香化浊、解毒消痈之品于一体。现代研究发现甘露消毒丹复方有抗病毒、保护肝功能、提高机体免疫等作用。三七、茜草、醋五灵脂、凌霄花活血化瘀，凌霄花入足厥阴肝经有抗肿瘤作用。肝脏体阴而用阳，患者有阴虚症状，以北沙参、天花粉、枸杞子养肝肾之阴，天花粉可复形质。麦芽、川楝子疏肝行气解郁；肝藏血，以太子参、当归益气养血；患者肝区疼痛以徐长卿、醋延胡索、醋五灵脂活血止痛。患者舌下结节考虑痰湿较重，予薏苡仁、防己化痰利湿，同时预防少阳夹湿。龙葵清热解毒，天龙、猫人参软坚散结抗肿瘤。2012.09患者腹痛较明显，加入百合乌药汤，以治厥阴病心下痛。2014.09患者肝胆湿热症状缓解，根据六经辨证，属少阳太阴同病，肝郁脾虚、痰瘀互结证，方中加入逍遥散以疏肝健脾；肝藏血，加丹皮、地黄、芍药疏肝解郁，活血凉血。患者中药至今，从2012.08至今肝脏肿瘤未再复发。

附方

1. 甘露消毒丹（《医效秘传》）：飞滑石十五两，绵茵陈十一两，淡黄芩十两，石菖蒲六两，川贝母五两，木通五两，藿香四两，射干四两，连翘四两，薄荷四两，白豆蔻四两。

2. 逍遥散（《太平惠民和剂局方》）：甘草4.5g，当归、茯苓、芍药、白术、柴胡各9g，烧生姜1块，薄荷少许。

病例24 肝多发肿物

【摘要】

患者2010.09确诊为肝多发肿物，未行手术，行介入治疗4次，2010.10开始服用中药至2015.02。病情进展，患者死亡，带瘤生存期为4年5个月。

【中医疗效评估】

2010.10—2014.10中西医结合治疗，肿瘤进展缓慢，生存期延长。

基本信息

姓名	性别	年龄	门诊号	联系电话	籍贯
陈BY	男	70岁	344976	137×××0806	四川省

【基本病史】

患者2010.09因肝区疼痛就诊，影像学检查示肝脏多发占位，提示肝细胞癌，遂入院行选择性肝动脉栓塞术（TAE）治疗。2010.09—2011.08行TAE及经皮肝肿瘤穿刺氩氮超低温冷冻治疗术治疗4次。2010.10开始服用中药，至2015.01。患者病情进展，一般状况较差，不能进食，2015.02患者死亡。

【瘤科情况】

病史：确诊肝细胞癌4年半，介入后。

病理：无，未手术。

【基础肝病及瘤科情况】

检查项目	检查结果
肝硬化	无
HBs抗原	阴性
HCV抗体	阴性
Child-Pugh score	A
AFP水平（μg/L）	3367.00
最大肿物直径（cm）	3
肿物数目	多个
门脉癌栓	无
肝外转移	无

【西医检查及治疗】

时间	检查结果	治疗措施
2010.09	肝动脉、肠系膜上动脉造影示肝脏多发占位，血管分支紊乱，实质期不规则染色，可疑癌灶	行选择性肝动脉栓塞术：直径为150~450μm的海藻酸钠微球0.3g栓塞 CT引导下经皮肝肿瘤穿刺氩氮超低温冷冻治疗术
2011.02	选择性肝动脉造影示肝左右叶交界区多发小结节状肿瘤染色，边界不清，部分融合	行选择性肝动脉栓塞术：直径为150~450μm的海藻酸钠微球0.2g栓塞
2011.04	选择性肝动脉造影示肝左右叶交界区多发小结节状肿瘤染色，边界不清，部分融合	行选择性肝动脉栓塞术：直径为150~450μm的海藻酸钠微球0.2g栓塞 CT引导下经皮肝肿瘤穿刺氩氮超低温冷冻治疗术

续表

时间	检查结果	治疗措施
2011.08	选择性肝动脉造影示肝内结节状肿瘤染色,范围较前明显减少,血供减少,边界稍清	行选择性肝动脉栓塞术:直径为150~450μm的海藻酸钠微球0.2g栓塞

【中医中药治疗】

四诊资料：

面色萎黄，神疲倦怠，肝区胀痛，口苦咽干，食欲不振，舌色青紫少苔，舌下结节，脉弦涩。

治疗处方

2011.07.11	柴胡30g 黄芩10g 桂枝12g 白芍10g 干姜3g 土鳖虫6g 射干10g 天花粉10g 猫人参50g 防己10g 醋五灵脂10g 凌霄花12g 甘草3g 醋鳖甲10g 旋覆花10g 白花蛇舌草30g 龙葵15g 薏苡仁90g 太子参30g 三七2g 天龙6g 胆南星15g 醋商陆9g 姜半夏9g 蜂房10g 马鞭草30g
2011.11.29 加	牡蛎20g 牛膝30g 川牛膝30g 苍术20g 炙甘草3g 预知子10g 大腹皮10g 苏木10g 土贝母6g 制天南星30g 姜黄10g 巴戟天10g 醋香附10g 党参10g
2011.11.29 减	土鳖虫6g 射干10g 凌霄花12g 甘草3g 旋覆花10g 白花蛇舌草30g 太子参30g 胆南星15g 姜半夏9g 马鞭草30g
2013.02.18	黄芩10g 防己10g 龙葵15g 三七2g 醋商陆9g 川牛膝30g 土贝母6g 制天南星30g 石上柏15g 泽漆10g 王不留行30g 甘草3g 山豆根6g 浙贝母10g 鱼腥草20g 蜈蚣2g 前胡10g 百部10g 蝉蜕10g 茵陈10g
2013.06.25 加	三七2g

续表

2013.10.07	减	防己10g 土贝母6g
2014.01.28	加	土贝母10g
2014.06.17	加	防己10g
2014.09.18	加	鸡血藤30g 苍术30g 白术30g 牛膝30g 姜厚朴30g 大腹皮30g 醋鸡内金30g 姜黄12g
	减	黄芩10g 石上柏15g 百部10g 蝉蜕10g 土贝母10g
2014.09.26	加	茵陈30g
	减	黄芩10g 石上柏15g 甘草3g 百部10g 蝉蜕10g 土贝母10g 白术30g 牛膝30g 姜厚朴30g 大腹皮30g 醋鸡内金30g 姜黄12g

讨论

患者多发肝脏占位为少阳、厥阴病，选鳖甲煎丸（《伤寒杂病论》）加减，"见肝之病，知肝传脾"方中包含柴胡桂枝干姜汤以太阴少阳同治，温化水饮。射干从咽喉截断，白芍养肝藏血，蜂房补充雄激素，对抗雌激素水平升高。三七、凌霄花、马鞭草、醋五灵脂、土鳖虫活血化瘀。醋鳖甲为厥阴经主药，长于软坚散结。太子参、半夏从少阳治，益气化痰。龙葵、白花蛇舌草清热解毒，天花粉养阴复形质，防己、旋覆花、马鞭草降气利水预防腹水，薏苡仁、胆南星、醋商陆化痰软坚散结，猫人参为治疗肝癌专药。随后处方随患者症状变化加减，2011.11辨证患者湿热下注，处方中加入四妙丸以清热利湿。2013.02患者出现咳嗽、咳痰等呼吸道症状，方中加入前胡、百部、鱼腥草、石上柏、山豆根清热解毒，润肺化痰，现代研究认为山豆根、石上柏有抗肿瘤作用，同时金克木，清金可制木。患者坚持服用中药治疗近4年，生存期显著延长。

附方

1. 鳖甲煎丸（《伤寒杂病论》）：鳖甲12分（炙），阿胶3分（炙），蜂房4分（炙），鼠妇3分（熬），䗪虫5分（熟），蜣螂6分（熬），赤硝12分，柴胡6分，黄芩3分，半夏1分，人参1分，干姜3分，厚朴3分，桂枝3分，芍药5分，乌扇3分（炮），桃仁2分，牡丹皮5分（去心），大黄3分，葶苈1分（熬），石韦3分（去毛），瞿麦2分，紫葳3分。以上23味药，为末，取煅灶下灰一斗，清酒1斛五斗，浸灰，候酒尽一半。着鳖甲于中，煮令泛烂如胶漆，绞取汁，内诸药，煎为丸，如梧子大，空心服7丸，日3服。

2. 柴胡桂枝干姜汤（《伤寒杂病论》）：柴胡24g，桂枝9g，干姜9g，栝楼根12g，黄芩9g，牡蛎6g（熬），甘草6g（炙）。

病例25　肝癌肾上腺转移

【摘要】

患者于2010.02发现肝占位，术后3个月复查时发现肝部肿瘤复发、肾上腺转移，行介入治疗1次，患者因年龄大，不能耐受化疗和介入治疗于2011.10单纯服用中药治疗至2015.01。患者病情进展，死亡。带瘤生存期为4年7个月。

【中药疗效评估】

2011.10—2015.01单纯中药治疗，肿瘤稳定。

基本资料

姓名	性别	年龄	门诊号	联系电话	籍贯
刘GL	女	75岁	281230	139××××6665	天津市

【基本病史】

患者于2010.02因肝区疼痛就诊，B超发现肝占位，2010.03于天津市第三中心医院行肝癌切除术。肿物大小10cm。术后病理报告示低分化肝细胞肝癌，切缘（－）。

术后3个月复查时发现肝部肿瘤复发，肾上腺转移。于2010.12行选择性肝动脉热生理盐水灌注栓塞术。患者因年龄大，不能耐受化疗和介入治疗，于2011.10吃中药治疗，至2015.01，病情进展，严重腹水，患者死亡。

【瘤科情况】

病史：肝细胞癌术后7年，复发后5年半。

病理：肝右叶透明细胞癌，切缘（－）。

【基础肝病及瘤科情况】

检查项目	检查结果
肝硬化	有
HBs抗原	阴性
HCV抗体	阴性
Child−Pugh score	A
AFP水平（μg/L）	129.7
最大肿物直径（cm）	5

续表

检查项目	检查结果
肿物数目	单个
门脉癌栓	无
肝外转移	无

【西医检查及治疗】

时间	检查结果	治疗措施
2010.03	肝动脉造影示肝Ⅶ段占位，血管分支紊乱，实质期不规则染色，可疑癌灶	行肝Ⅶ段切除术，术后病理报告示低分化肝细胞癌，切缘（－）（天津市第三中心医院）
2010.06	腹部强化CT示肝部肿瘤复发，肾上腺转移（第三中心医院，具体不详）	—
2010.12	选择性肝动脉造影示肝脏术后改变，肝左内叶散在少量点状高密度影，增强后肝内多个动脉期强化小结节影，最大长径约5cm	行选择性肝动脉热生理盐水灌注栓塞术：45℃热生理盐水灌注100mL，直径为150~450μm的海藻酸钠微球0.2g栓塞

【中医中药治疗】

四诊资料

头痛恶寒，身重疼痛，面色淡黄，胸闷厌食，胁痛腹胀，舌淡，苔薄白，脉弦濡。

治疗处方

2011.10.11		豆蔻6g　蜂房5g　大腹皮30g　厚朴6g　三七2g　桑白皮10g　天龙5g　苍术30g　陈皮6g　茯苓10g　甘草3g　薏苡仁15g　广藿香10g　苦杏仁10g　黄芩10g　牛膝30g　防己30g　白术30g　猫人参40g　土贝母6g　醋商陆9g　马鞭草30g　法半夏9g　茵陈30g
2011.11.10	减	蜂房5g
2011.12.20	加	醋鳖甲10g　凌霄花6g
	减	桑白皮10g　陈皮6g　茯苓10g　甘草3g　厚朴6g　苦杏仁10g
2012.01.17	加	郁金30g　合欢皮30g　苦杏仁10g
	减	醋鳖甲10g
2012.02.28	加	青蒿30g　土鳖虫6g　甘草3g　牡丹皮10g
	减	茵陈30g　广藿香10g　豆蔻6g
2012.03.29	加	醋鳖甲10g　柴胡24g　姜黄6g　鸡内金10g
	减	苍术10g　马鞭草10g　牡丹皮10g　甘草3g　苦杏仁10g　薏苡仁15g　青蒿30g
2012.05.03	加	桃仁10g
	减	郁金10g　合欢皮30g
2012.06.05	加	茵陈30g　五味子6g　甘草3g
2012.07.05	加	党参20g　制天南星24g
	减	桃仁10g　五味子6g　茵陈30g
2012.07.31	加	厚朴6g　白花蛇舌草30g　龙葵15g
	减	法半夏9g　制天南星24g
2012.09.25	加	漏芦20g　预知子30g
2012.11.02	加	全蝎3g
	减	天龙5g

续表

2012.11.27	加	豆蔻10g　广藿香10g　茵陈30g
	减	白术20g　白花蛇舌草10g　党参20g　全蝎3g　预知子30g　鸡内金10g
2013.01.29	加	天龙6g　白术20g　苍术10g
	减	广藿香10g　豆蔻10g　姜厚朴10g
2014.01.10	加	姜厚朴30g　蜜紫菀10g　合欢皮30g
	减	醋鳖甲10g　龙葵10g
2014.01.28		防己30g　枸杞子10g　当归10g　天龙6g　醋商陆9g　猫人参40g　白术30g　糯稻根30g　牛膝30g　三七2g　土贝母10g　土鳖虫10g　马鞭草30g　凌霄花10g　姜厚朴30g　大腹皮30g　川楝子5g　茵陈30g　百合30g　白芍10g　苍术30g
2014.05.22	加	茯苓10g
	减	防己30g
2014.06.03	加	龙葵20g
2014.09.12	减	姜厚朴30g
2014.10.27	加	龙葵10g　醋鳖甲10g　姜厚朴30g　天花粉10g　醋鸡内金30g
	减	枸杞子10g　土鳖虫10g　百合30g　糯稻根30g
2014.12.16		白术30g　玉竹30g　醋鳖甲10g　天龙6g　天花粉10g　桑白皮30g　醋商陆9g　猫人参40g　三七2g　葶苈子10g　土贝母10g　盐车前子30g　茵陈30g　制吴茱萸5g　牛膝30g　木瓜10g　凌霄花10g　姜厚朴30g　紫苏叶10g　大腹皮30g　醋鸡内金30g

讨论

原发性肝癌是一种恶性程度极高、预后极差的恶性肿瘤。患者老年女性，因心肺功能储备较差，不能耐受西医治疗，仅行一次介入治疗，后接受单纯中药治疗，无法接受综合性治疗。本例患者初诊时就伴有腹水且肝胆湿热症状较重，方选加味苍牛防己汤（验方）和甘露消毒丹（《医效秘传》）加减，苦杏仁、白术、苍术、大腹皮、防己、茵陈、牛膝、鳖甲、马鞭草、薏苡仁，开上、运中、填下，三焦并调，气、血、水同治。商陆入血分，且能利水除湿，可增强上述诸药的作用。茵陈、豆蔻、广藿香清肝胆湿热，芳香化浊。黄芩、桑白皮、苦杏仁清热解毒、清金治木，且苦杏仁有抗肿瘤作用。小剂量的厚朴有通阳的作用，既能通脾阳，又能除胀。"见肝之病，知肝传脾"，木克土，故白术、陈皮从脾论治。苦杏仁、豆蔻、厚朴、薏苡仁来源于三仁汤（《温病条辨》）以宣畅三焦气化功能而解除湿热。天龙、醋商陆、土贝母、猫人参、薏苡仁化痰软坚散结，共抗肿瘤。随后处方随患者症状变化随症加减，肝胆湿热胃肠道症状减轻时处方中减去甘露消毒丹中药物，加入抗肿瘤作用较强的药物。

附方

1. 苍牛防己汤（验方）：苍术30g，白术30g，川牛膝30g，怀牛膝30g，汉防己30～60g。

2. 甘露消毒丹（《医效秘传》）：飞滑石十五两，绵茵陈十一两，淡黄芩十两，石菖蒲六两，川贝母五两，木通五两，藿香四两，射干四两，连翘四两，薄荷四两，白豆蔻四两

3. 三仁汤（《温病条辨》）：杏仁、半夏各15g，飞滑石、生薏苡仁各18g，白通草、白蔻仁、竹叶、厚朴各6g。

病例26　肝癌术后复发

【摘要】

患者2008.03确诊为肝右叶透明细胞癌，予介入治疗和生物治疗，2009.11开始口服中药治疗，2013.04停止。未见肿瘤进展，恢复正常工作生活。

【中药疗效评估】

2011.04—2013.04单纯中药治疗，肿瘤稳定至今。

基本资料

姓名	性别	年龄	住院号	联系电话	籍贯
王Y	男	44岁	220821	152××××7280	河北秦皇岛

【基本病史】

患者于2008.03体检时B超发现肝右叶占位，后行CT检查诊断为肝癌。2008.3.14行肝右叶肝癌切除术，肝肿物位于肝Ⅷ段，6cm×5cm。术后病理：肝右叶透明细胞癌，切缘（-）。

术后1年半，肝右叶占位，于2009.08.20至2011.02.23行选择性肝动脉造影与热生理盐水灌注栓塞术6次。2010.03.22、2010.05.05进行生物治疗2次。

患者自2009.11开始口服中药治疗，2013.04停止服用。中药治疗时间为41个月。之后每3个月复查1次，2014.11.11随访，肿瘤未进展，恢复正常工作生活，患者一般状况良好。

【瘤科情况】

病史：肝细胞癌术后7年，复发后5年半。

病理：肝右叶透明细胞癌，切缘（−）。

【基础肝病及瘤科情况】

检查项目	检查结果
肝硬化	无
HBs抗原	阳性
HCV抗体	阴性
Child−Pugh score	A
AFP水平（μg/L）	2.79
最大肿物直径（cm）	6
肿物数目	单个
门脉癌栓	无
肝外转移	无

【西医检查及治疗】

时间	检查结果	治疗措施
2008.03	肝动脉造影示肝Ⅷ段有一约6cm×5cm大小的肿物，血管分支紊乱，实质期不规则染色，可疑癌灶	行肝Ⅷ段肿物切除术，病理报告示肝透明细胞癌，切缘（−）
2009.08	选择性肝动脉造影示肝左叶血管分支紊乱，实质期不规则染色，可疑癌灶	行选择性肝动脉热生理盐水灌注栓塞术：40~42℃热生理盐水灌注100mL，直径为150~450μm的海藻酸钠微球0.1g栓塞
2010.03—2010.05		生物治疗2次

续表

时间	检查结果	治疗措施
2010.09.08		选择性肝动脉造影剂及选择性肝动脉热灌注术
2010.11	选择性肠系膜上动脉接门静脉造影示肝内弥漫分布粟粒样小结节影，肝顶近膈肌处呈融合趋势	2010.11.24—2011.02.23选择性肠系膜上动脉间门静脉造影及选择性肝动脉热灌注，3次

【中医中药治疗】

四诊资料

胸胁灼痛，厌食腹胀，乏力气短，口苦纳呆，舌红，苔薄白，舌下静脉增粗，脉弦涩。

治疗处方

2009.09.18		茵陈30g　厚朴3g　茜草30g　天龙3g　石韦10g　大腹皮30g　豆蔻3g　凌霄花20g　旋覆花6g　土鳖虫10g　射干6g　蜈蚣1g　马鞭草30g　三七3g　甘草3g　防己30g　鸡内金3g　山豆根10g　桑寄生30g　瞿麦30g　浙贝母30g　商陆10g　鳖甲10g　藿香10g
2009.11.26	加	白术10g　茯苓10g　蜂房10g　桃仁10g　胆南星6g　炮山甲6g　薏苡仁45g
	减	厚朴3g　大腹皮30g　豆蔻3g　旋覆花6g　山豆根10g　浙贝母30g　鳖甲10g　藿香10g
2010.03.04	加	土茯苓45g　龙葵15g　猪苓30g　豆蔻6g　广藿香10g　黄芩10g　厚朴18g　大腹皮30g　法半夏30g
	减	茯苓10g　炮山甲6g
2010.05.17	加	白花蛇舌草45g　茯苓30g　浙贝母10g　淡竹叶20g
	减	白术10g　甘草3g　桃仁10g　胆南星6g　龙葵15g　猪苓30g

续表

日期	加减	药物
2010.08.18	加	黄芪20g 女贞子20g 制天南星12g 龙葵15g
	减	淡竹叶20g
2010.11.25	加	猫人参50g 土贝母6g 太子参30g
	减	防己30g 马鞭草30g 龙葵15g
2010.12.30	加	马鞭草30g 龙葵15g
	减	蜈蚣2g 浙贝母10g
2011.02.24	加	藤梨根30g 党参30g 白术10g
	减	制天南星12g 猫人参50g 太子参30g
2011.05.10	加	制天南星30g 猫人参40g 白英20g 凤尾草30g
	减	茯苓30g 女贞子20g 藤梨根30g 白术10g
2011.07.26	加	石见穿30g 醋五灵脂10g
	减	制天南星30g
2011.10.11	加	苍术30g 白术30g 牛膝10g 防己30g
	减	射干10g 茜草10g 石韦10g 土茯苓45g 凤尾草30g
2012.01.10	加	醋鳖甲10g 姜黄12g 预知子10g 旋覆花10g 茜草10g
	减	法半夏30g
2012.05.22	加	牵牛子6g
	减	厚朴18g 白英20g
2012.08.09	加	枸杞子10g 藤梨根30g 生姜3g 地榆10g
	减	三七2g 天龙5g 瞿麦10g 醋商陆10g 白花蛇舌草45g 猫人参40g 姜黄12g 旋覆花10g 茜草10g 牵牛子6g
2012.11.20	加	三七2g 天龙5g 瞿麦10g 醋商陆10g 白花蛇舌草30g 猫人参40g 姜黄12g 旋覆花10g 牵牛子6g
	减	桑寄生30g 枸杞子10g 藤梨根30g 生姜3g 地榆10g

讨论

原发性肝癌被称为"癌中之王"，预后极差，患者肝癌术后复发后未能根治，开始中药联合介入及生物治疗。中医学认为肝癌的病因主要为湿热毒邪入侵，由表入里，蕴阻中焦，湿热郁蒸，致气机阻滞，血行不畅，肝胆疏泄失常，日久则湿、热、气、血结聚成毒，胆道被阻，形成肝积，属少阳厥阴病。初治时处方由甘露消毒丹和鳖甲煎丸加减化裁而来，茵陈、豆蔻、藿香清热利湿、辟秽化浊。贝母、射干清热解毒、散结消痈，更可清金治木。鳖甲煎丸为治厥阴处方，鳖甲软坚散结，土鳖虫、凌霄花、三七、茜草活血散瘀，石韦、瞿麦、旋覆花、防己通利水道使得"上焦得通，津液得下，胃气因和"。射干、山豆根从咽喉截断。厚朴、大腹皮行气除胀缓解症状，同时小剂量的厚朴有通阳的作用，能通脾阳。天龙、商陆则软坚散结抗肿瘤，诸药相合，契合肝癌病理机制，疗效显著。西医介入治疗后患者单纯中药治疗2年，病情稳定，患者停药后正常生活至今未见异常。

附方

1. 甘露消毒丹（《医效秘传》）：飞滑石十五两，绵茵陈十一两，淡黄芩十两，石菖蒲六两，川贝母五两，木通五两，藿香四两，射干四两，连翘四两，薄荷四两，白豆蔻四两。

2. 鳖甲煎丸（《伤寒杂病论》）：鳖甲12分（炙），阿胶3分（炙），蜂房4分（炙），鼠妇3分（熬），䗪虫5分（熬），蜣螂6分（熬），赤硝12分，柴胡6分，黄芩3分，半夏1分，人参1分，干姜3分，厚朴3分，桂枝3分，芍药5分，乌扇3分（炮），桃仁2分，牡丹皮5分（去心），大黄3分，葶苈1分（熬），石韦3分（去毛），瞿麦2分，紫葳3分。以上23味药，为末，取煅灶下灰一斗，清酒1斛五斗，浸灰，候酒尽一半。着鳖甲于中，煮令泛烂如胶漆，绞取汁，内诸药，煎为丸，如梧子大，空心服7丸，日3服。

病例27　肝癌术后复发

【病史】

患者肝癌术后行介入治疗，2011.01 MR检查考虑复发，予介入治疗，2011.04开始服用中药治疗，患者自述服用中药1年后体重增加，情况好转，至2014.08因复发行介入治疗而停用中药。单纯用中药3年余，病情稳定，未进展。

【中药疗效评估】

2011.04—2014.07单纯中药治疗，肿瘤稳定。

基本资料

姓名	性别	年龄	门诊号	联系电话	籍贯
赵ZQ	男	60岁	233023	139××××8947	天津市

【基本病史】

患者于2009.08因肝区疼痛就诊，影像学检查提示肝占位，遂入院于2009.08.29行全麻下右肝癌Ⅴ段切除术+腹腔化疗，术后病理报告示低分化肝细胞肝癌，切缘（－）。术后行介入治疗5次。

2011.01于天津市肿瘤医院MR示：肝脏右前叶及肝顶双发结节，考虑肝癌复发。行选择性肝动脉热生理盐水灌注栓塞术。后多次在唐山市工人医院行介入治疗，病情稳定。

2011.04开始服用中药治疗，患者自述服用中药1年后体重增加，情况好转。2014.08因复发停用中药治疗，并行经皮穿刺肝脏肿瘤氩氦冷冻治疗术。2014.09 CT示肝脏尾叶软组织肿物，2014.10行肝脏病灶立体定向放疗。2014.11.21随访，患者一般状况良好。

【瘤科情况】

病史：肝癌术后5年半，复发后4年。

病理：低分化肝细胞肝癌。

【基础肝病及瘤科情况】

检查项目	检查结果
肝硬化	有
HBs抗原	阳性
HCV抗体	阴性
Child-Pugh score	A
AFP水平（μg/L）	5.68
最大肿物直径（cm）	1
肿物数目	多个
门脉癌栓	无
肝外转移	无

【西医检查及治疗】

时间	检查结果	治疗措施
2009.08.13（外院）	肝动脉造影示肝Ⅴ段占位，血管分支紊乱，实质期不规则染色，可疑癌灶。全腹CT：肝内多发囊肿；右肾小囊肿；肝右叶前上段低密度结节影，考虑占位性病变，请结合临床；肝右叶后下段致密影，考虑肝内胆管结石或异常钙化；胆囊增大	行右肝Ⅴ段切除术，术后给予氟尿嘧啶900mg腹腔喷洒；术后病理报告示低分化肝细胞癌，切缘（-）

续表

时间	检查结果	治疗措施
2009.08	肝动脉造影示肝Ⅴ段占位，血管分支紊乱，实质期不规则染色，可疑癌灶	行右肝Ⅴ段切除术，术后给予氟尿嘧啶900mg腹腔喷洒，术后病理报告示低分化肝细胞癌，切缘（-）
2010.02—2010.12		于唐山工人医院行5次选择性肝动脉化疗栓塞术：顺铂、氟尿嘧啶、吡柔比星、碘油具体剂量不详
2011.01	选择性肝动脉造影CT检查示肝脏术后改变，右肝散在少量点状高密度影，增强后肝内多个动脉期强化小结节影，长径约1cm	行选择性肝动脉热生理盐水灌注栓塞术：45℃热生理盐水灌注100mL，直径为150~450μm的海藻酸钠微球0.22g栓塞
2014.09	CT肝脏示：肝内可见类圆形高低密度混杂影，肝脏尾叶见类圆形软组织密度影，腹腔内未见明确肿大淋巴结，肝癌术后改变，肝尾叶软组织肿物，肝硬化伴脾脏增大，肝内多发小囊肿	行肝脏病灶立体定向放疗，靶区包括肝尾病灶，DT48Gy/6F

【中医中药治疗】

四诊资料

形体消瘦，口苦纳呆，胁肋刺痛，身重困乏，舌体胖大，舌色淡红，苔薄白，脉弦滑。

治疗处方

2011.05.17	三七2g 马鞭草30g 天龙5g 醋鳖甲10g 柴胡30g 胆南星6g 薏苡仁60g 黄芩10g 龙葵15g 茜草30g 防己30g 醋莪术10g 凌霄花6g 鸡内金10g 土贝母6g 醋商陆9g 白花蛇舌草60g

续表

2011.07.15	加	郁金10g　土茯苓30g　漏芦10g　猫人参40g
	减	醋鳖甲10g
2011.09.01	加	预知子10g
	减	土茯苓30g
2011.09.29	加	蜂房5g　地榆10g　艾叶6g
	减	猫人参40g　醋商陆9g
2011.10.27	加	升麻6g　石见穿30g　苍术10g　姜黄12g　牛膝10g　醋商陆9g
	减	蜂房5g　地榆10g　茜草30g　艾叶6g
2011.11.24	减	郁金10g
2011.12.22	加	蜂房5g　白术10g
2012.02.02	加	大腹皮20g　甘草6g　合欢皮30g
	减	薏苡仁30g
2012.03.01	加	郁金10g　豆蔻6g　葶苈子10g　广藿香10g　茵陈30g
	减	大腹皮20g　柴胡30g
2012.05.03	加	五味子6g
	减	豆蔻6g　升麻6g　胆南星3g　广藿香10g
2012.05.31	加	土茯苓30g　薏苡仁30g
	减	蜂房5g
2012.07.26	加	醋鳖甲9g
	减	三七2g　葶苈子10g　土茯苓30g　天龙5g　甘草3g　五味子6g　合欢皮30g　姜黄12g
2012.08.28	加	大腹皮30g
	减	郁金10g
2012.09.25	加	胆南星15g　瞿麦30g
	减	牛膝30g　漏芦10g　醋商陆9g　预知子15g

2012.10.30	加	郁金10g 葶苈子10g 甘草3g 姜黄12g 醋商陆9g 天龙5g 五味子6g 漏芦10g 牛膝30g 预知子20g 三七2g 合欢皮30g
	减	醋鳖甲9g 胆南星15g 大腹皮30g 薏苡仁30g
2012.12.04	减	葶苈子10g 五味子6g 姜黄12g
2013.01.15	加	制天南星30g
	减	瞿麦30g
2013.05.20	加	猫人参30g 大腹皮30g
	减	制天南星30g
2013.07.02	加	制天南星30g
	减	猫人参30g 甘草3g 合欢皮20g 大腹皮30g
2013.08.20	加	木鳖子2.5g 桑寄生20g 生薏苡仁20g
	减	制天南星30g 郁金10g
2014.01.21	加	大腹皮30g 石韦10g
2014.04.22	加	川牛膝30g 鸡血藤30g
	减	木鳖子2.5g

讨论

患者肝癌术后复发介入治疗后，单纯服用中药预防复发，初治时一般情况较差，无食欲，体重明显减轻，从少阳厥阴病考虑立方，柴胡、黄芩和解少阳，胃气因和。三七、茜草、醋莪术、凌霄花活血化瘀。醋鳖甲入厥阴经，与天龙、醋商陆共同软坚散结；患者痰湿较重，以大剂量薏苡仁化痰利湿，同时加胆南星、土贝母、防己以助化痰散结。白花蛇舌草、马鞭草、龙葵清热解毒以制伏阳。2012.03患者肝胆湿热症状明显，加入甘露消毒丹中茵陈、豆蔻、广藿香、黄芩以清热利湿，辟秽化浊，改善胃肠道症状。患者用药1年后自觉一般情况明显好转，体重增加，病灶长时间稳定。后肿瘤复发转西医介入治疗加上挂号困难，停药至今。

病例28　肝癌放疗后复发

【摘要】

患者2010.01.04 PET-CT检查诊断为肝癌，未手术，行放疗。2010.03开始中药治疗，病情稳定。2012.06复查肿瘤再次进展。后多次行联合中药治疗，至2013年年底病情进一步尽展，未得到控制，2014.05去世。

【中医疗效评估】

2010.12—2012.06单纯中药治疗，肿瘤稳定

2012.06—2013.10中西医结合治疗，生存期延长。

基本资料

姓名	性别	年龄	门诊号	联系电话	籍贯
王GM	男	66岁	269002	133××××1757	天津市

【基本病史】

2010.01于天津中医一附院体检时B超发现肝占位病变，2010.01.04PET-CT检查示：肝硬化，肝左外叶低密度灶，考虑肝癌可能性大。B超穿刺病理：肝组织太少，不除外肝细胞癌。于2010.01行肝脏肿物放疗，DT：3900cGy/3f之后在门诊定期复查。

2010.03.12 CT示：肝癌射波刀治疗后改变，肝内多发结节，与2010.01.05 PET-CT比较：肝左叶病灶较前缩小。之后的CT复查均未见明显变化，病情稳定。

2012.06 CT示：肝右叶转移，肝左内叶，右前叶多发占位性

病变，予肝区射波刀照射DT：4 500cGy/5次。2012年7月肝区射波刀照射DT：3 900cGy/3次。

2013.03.01在天津市肿瘤医院门诊复查CT，与2012.11比较：肝内肿物部分较前增大，其余基本同前。予肝脏肿物放射治疗DT：3 600cGy/3次。

2013.09 CT示，与2013.06 CT比较：肝内结节肿物增多，部分增大，并出现腹水。2013.09 B超引导下行腹腔积液置管引流，引出淡黄色腹水约1 500mL，予洛铂5mg腹腔内灌注化疗，细胞学检查未见肿瘤细胞。后再次出现腹水，患者拒绝腹腔灌注化疗，腹水引流后出院。2014.05去世。

【瘤科情况】

病史：肝占位4年4个月。

病理：肝组织太少，不除外肝细胞癌。

【基础肝病及瘤科情况】

检查项目	检查结果
肝硬化	有
HBs抗原	阳性
HCV抗体	阴性
Child-Pugh score	A
AFP水平（μg/L）	380.10
最大肿物直径（cm）	2.1
肿物数目	多个
门脉癌栓	无
肝外转移	无

【西医检查及治疗】

时间	检查号	检查结果	治疗措施
2010.01	CT号151668	PET-CT示肝硬化,肝左外叶低密度灶,相应PET-CT显示异常放射性浓聚,考虑肝癌可能性大	肝脏肿物放疗 DT: 3 900cGy/3f
2010.01	病理号342025	肝组织太少,不除外肝细胞癌	
2010.03	CT号151668	肝癌射波刀治疗后改变,肝内多发结节,与2010.01 CT比较:肝左叶病灶较前缩小	
2010.06	CT号151668	与2010.03 CT比较:肝左叶结节较前缩小,右叶结节略增大。其余同前	
2010.08	CT号151668	与2010.06比较未见明显变化	
2010.12	CT号151668	与2010.08比较整体未见明显变化	
2012.06	CT号151668	CT示:肝右叶转移,肝左内叶,右前叶多发占位性病变。肝内多发稍低密度结节及肿物,考虑肝癌,建议结合强化CT观察;胆囊结石	予肝区射波刀照射 DT: 4 500cGy/5次
2012.07	CT号19391	CT示:肝硬化,增强后肝脏多发稍低密度灶,符合肝癌肝内转移;胆囊结石	行射波刀治疗,DT: 3 900cGy/3次
2013.03	CT号不详	CT示:与2012.11比较肝内肿物部分较前增大,其余基本同前	行射波刀治疗,DT: 3 600cGy/3次

续表

时间	检查号	检查结果	治疗措施
2013.09	CT号不详	CT示：与2013.06 CT比较：肝内结节肿物增多，部分增大，并出现腹水，其余未见明显变化	B超引导下行腹腔积液置管引流，引出淡黄色腹水约1 500mL，予洛铂5mg腹腔内灌注化疗

【中医中药治疗】

四诊资料

身热倦怠，胸闷腹胀，肝区胀痛，不思饮食，口苦咽干，舌色红，苔黄厚。可见舌下结节，舌下静脉迂曲增粗，脉弦滑。

治疗处方

2010.12.30		茵陈30g　豆蔻6g　广藿香10g　黄芩10g　鸡内金10g　薏苡仁45g　三七2g　凌霄花6g　射干10g　漏芦10g　半边莲30g　龙葵15g　防己30g　白英20g　百花蛇舌草75g　姜黄5g　土鳖虫6g　白术10g　胆南星3g　土贝母6g　石韦10g　瞿麦30g　天龙5g　猫人参50g
2011.01.13	加	土茯苓15g　山豆根10g　醋商陆9g
2011.01.27	加	半枝莲 15g
	减	鸡内金10g　薏苡仁45g
2011.02.24	加	凤尾草30g　法半夏9g
	减	漏芦10g　猫人参50g
2011.03.10	加	薏苡仁60g
	减	白术10g　石韦10g　瞿麦30g　土茯苓15g
2011.03.24	加	夏枯草 30g

2011.05.19	加	土茯苓30g 猫人参50g 蛇莓15g 桑叶30g 菊花10g 重楼10g
	减	射干10g 半边莲30g 姜黄5g 土鳖虫6g 土贝母6g 天龙5g 凤尾草30g 法半夏9g
2011.07.14	加	车前子20g 土贝母6g 半边莲30g
	减	蛇莓15g 桑叶30g 菊花10g
2011.07.28	加	天龙6g
	减	醋商陆9g 薏苡仁60g 制天南星30g
2011.08.11	加	醋商陆9g 枸杞子10g
	减	龙葵15g
2011.09.08	加	薏苡仁30g 制天南星30g
	减	猫人参50g 土贝母6g 枸杞子10g
2011.09.22	加	石见穿30g 猫人参50g
	减	夏枯草30g 车前子20g 半边莲30g
2011.10.13	加	凤尾草30g
	减	土茯苓30g
2011.10.27	加	漏芦10g 苍术10g
2011.12.01	加	泽漆10g
2011.12.15	加	牛膝10g 胆南星6g
	减	泽漆10g
2011.12.29	加	夏枯草10g 预知子10g
	减	白英20g 胆南星6g
2012.01.12	加	泽漆5g 土贝母6g
	减	凤尾草30g 夏枯草10g

续表

2012.02.07	加	龙葵15g 瞿麦10g
	减	漏芦10g
2012.03.22	减	泽漆5g
2012.04.05	加	夏枯草30g 车前子30g
	减	薏苡仁30g 制天南星30g 瞿麦10g
2012.05.08	加	葶苈子10g 薏苡仁60g 土茯苓30g
	减	重楼10g 车前子30g
2012.05.24	加	瞿麦30g
	减	葶苈子10g 土茯苓30g
2012.06.07	加	薏苡仁60g 大腹皮30g
	减	瞿麦30g
2012.09.04	加	马鞭草30g 鸡内金10g
	减	夏枯草30g
2012.10.09	加	法半夏9g 瓜蒌30g
	减	薏苡仁60g 马鞭草30g 鸡内金10g
2012.11.13	加	鸡内金20g
	减	预知子10g
2012.11.27	加	土茯苓30g 生薏苡仁50g 瞿麦30g
	减	石见穿30g 苍术10g 牛膝10g 土贝母6g 龙葵15g 大腹皮30g 法半夏9g 瓜蒌30g 鸡内金20g
2012.12.11	加	姜厚朴10g 大腹皮30g 瓜蒌30g 青礞石10g 土贝母10g 制天南星12g
	减	生薏苡仁50g
2012.12.25	加	龙葵10g
	减	土茯苓30g

续表

2013.08.27	加	石见穿30g 盐车前子30g 冬瓜皮10g 鸡血藤30g
	减	山豆根10g 豆蔻6g 广藿香10g 黄芩10g 姜厚朴10g 青礞石10g 土贝母10g 制天南星12g
2013.10.15	加	苍术30g 桑白皮30g 马鞭草30g
	减	猫人参50g 瓜蒌30g 龙葵10g

讨论

患者肝癌未行手术，行放疗后单纯中药治疗，初诊时结合四诊资料考虑患者肝胆湿热症状明显，肝癌为少阳厥阴病，故处方在甘露消毒丹（《医效秘传》）基础上加减。茵陈最善清肝胆湿热，豆蔻、广藿香芳香化浊，黄芩、射干清金治木，且射干从咽喉截断，凌霄花入厥阴经，同三七、土鳖虫、姜黄共同活血化瘀，且三七还可补虚强壮。半边莲、龙葵、漏芦、白花蛇舌草、白英清热解毒，且白英、龙葵有消肿抗癌作用。半边莲、防己、瞿麦、石韦、白术可利水消肿，预防腹水，同时石韦有升高白细胞作用，瞿麦有抗雌激素作用，白术可健脾益气。天龙、土贝母、胆南星、猫人参化痰软坚散结，增强抗肿瘤作用。随后处方随患者症状随症加减，患者痰湿较重时加入青礞石、土茯苓或大剂量薏苡仁以化痰散结，腹胀明显时加大腹皮、厚朴以行气除胀，患者出现腹水时加马鞭草、半边莲、葶苈子、冬瓜皮等以利水消肿。患者中药治疗3年，肿瘤进展缓慢，生存期明显延长。

附方

甘露消毒丹（《医效秘传》）：飞滑石十五两，绵茵陈十一两，淡黄芩十两，石菖蒲六两，川贝母五两，木通五两，藿香四两，射干四两，连翘四两，薄荷四两，白豆蔻四两。

病例29　肝多发肿物

【摘要】

患者于2011.03因肝区疼痛就诊，影像学检查示肝脏多发占位，提示肝细胞癌。患者自发病以来未进行任何西医抗肿瘤治疗，于2011.11开始服用中药治疗，2013.06.29日去世。

【中医疗效评估】

确诊时晚期，后未行西医治疗，单纯中药治疗，生存期27个月。

基本信息

姓名	性别	年龄	门诊号	联系电话	籍贯
秦ZG	男	51岁	184275	138×××002087	内蒙古

【基本病史】

患者于2011.03因肝区疼痛就诊于当地医院，PET-CT示肝右叶多发结节灶，代谢增高，最大肿物直径为3cm，考虑肝癌可能性大。患者2011.06.01无明显诱因出现腹泻，水样便，呕吐。急诊入当地医院行B超示肝内低密度影。后转诊至内蒙古呼伦贝尔市人民医院，行腹部强化CT，考虑原发性肝癌，予对症支持治疗后好转出院。2011.07.10就诊于北京市协和医院，腹部MR示肝左叶多发小结节。对症支持治疗后出院。患者自发病以来未进行任何西医抗肿瘤治疗，于2011.11开始服用中药治疗，2013.06.29去世。

【基础肝病及瘤科情况】

检查项目	检查结果
肝硬化	有
HBs抗原	阴性
HCV抗体	阴性
Child-Pugh score	B
AFP水平（μg/L）	214.60
最大肿物直径（cm）	3
肿物数目	多个
门脉癌栓	无
肝外转移	无

【西医检查及治疗】

时间	检查结果	治疗措施
2010.05	PET-CT示肝右叶多发结节灶，代谢增高，最大肿物直径为3cm，考虑肝癌可能性大	无
2011.07外院	腹部MR示肝硬化门脉高压；脾大；食管胃底周围发迂曲增粗静脉影；脂肪肝；肝左叶Ⅲ、Ⅳ段多发小结节；肝左叶Ⅱ段结节，T_2W_1高信号，恶性不除外；胆囊多发结石	

【中医中药治疗】

四诊资料

身热胸闷，腹胀如鼓，肝区胀痛，不思饮食，口苦咽干，下肢水肿，舌色红，苔黄厚，脉弦滑。

治疗处方

2011.11.03		茵陈30g 豆蔻6g 广藿香10g 黄芩10g 苍术30g 白术10g 大腹皮30g 厚朴6g 牛膝30g 马鞭草30g 藤梨根30g 三七2g 醋商陆9g 鸡内金10g 浙贝母30g 蜂房5g 冬瓜皮30g 车前子30g 天龙5g 桑白皮20g 凌霄花6g 茜草30g 半边莲30g 龙葵15g 预知子10g 郁金10g 醋鳖甲10g 瞿麦30g
2012.02.14	加	猫人参30g 葶苈子10g 土贝母6g 防己30g
	减	马鞭草30g 藤梨根30g
2012.06.05	加	白花蛇舌草30g
2012.10.29	加	马鞭草30g 牵牛子6g 太子参30g 泽漆10g
	减	豆蔻6g 广藿香10g 黄芩10g 浙贝母30g
2013.03.26	加	土茯苓15g 白鲜皮10g 茯苓10g 猪苓10g 泽泻10g 土鳖虫10g 五味子5g 黄芪30g 女贞子20g
	减	葶苈子10g 牵牛子6g 太子参30g 泽漆10g 白花蛇舌草30g

讨论

患者肝癌晚期，未行手术放化疗等西医治疗，初治时患者一般情况较差，肝硬化、腹胀厌食，明显腹水，急则治其标，处方以缓解肝胆湿热证等消化道症状为主，同时兼顾抗肿瘤作用。以甘露消毒丹（《医效秘传》）为基本方加减，茵陈、豆蔻、广藿香、黄芩清肝胆湿热，辟秽化浊。浙贝母散结消肿，清金治木，既清肝又疏肝。三七、茜草、凌霄花活血化瘀，凌霄花为厥阴经用药，且有抗肿瘤作用。醋商陆、醋鳖甲软坚散结，且醋鳖甲为厥阴经主药。蜂房攻毒散结，同时有抗雌激素作用。大腹皮、厚朴行气除胀缓解症状。瞿麦、冬瓜皮、苍术、白术、马鞭草、半边莲、车前子、桑白皮、藤梨根均可利水消肿，通三焦水道，且瞿麦有抗雌激素作用。藤梨根有清热解毒抗肿瘤作用。肝气郁滞容易导致痰湿内停、血瘀，预知子、郁金则疏肝行气。患者用药后，症状逐渐缓解，2012.02就诊时增加猫人参、土贝母以软坚散结化痰，葶苈子、防己加强利水消肿的作用。2012.10患者肝胆湿热症状明显缓解，处方中加入太子参益气健脾，从太阴经论治。2013.03方中加入五苓散（《伤寒杂病论》），以温阳化气、利水渗湿，治疗肝硬化腹水。患者肝功能异常，转氨酶升高，加入五味子、黄芪、女贞子以保肝降酶。因患者发现时为多发肿瘤，肝硬化较重，一般情况差，无法行西医治疗，单纯中药治疗，生存期明显延长。

附方

1. 甘露消毒丹（《医效秘传》）：飞滑石十五两，绵茵陈十一两，淡黄芩十两，石菖蒲六两，川贝母五两，木通五两，藿香四两，射干四两，连翘四两，薄荷四两，白豆蔻四两。

2. 五苓散（《伤寒杂病论》）：猪苓（去皮）、茯苓、白术各9g，泽泻15g，桂枝（去皮）6g。

病例30　肝上皮样血管内皮细胞瘤

【摘要】

患者于2012.10查体发现肝右叶多发占位，北京协和医院会诊病理诊断肝上皮样血管内皮细胞瘤，予冷冻治疗4次，输注恩度治疗5次，复查CT示肝脏部分病灶较前缩小，余部分肝脏病灶较前有所增大，2014.02开始中药治疗至今，期间复查CT示部分病灶较前缩小，复查B超示肝上低回声灶较前边界明显变清，周边可见强回声。

【中药疗效评估】

2014.02—2015.05单纯中药治疗，肿瘤边界渐清，包膜形成。

基本信息

姓名	性别	年龄	门诊号	联系电话	籍贯
康KH	男	45岁	430237	137×××6368	四川

【基本病史】

患者于2012.10查体B超发现肝占位。2013.03.08：天津武警医学院附属医院PET-CT检查结果为"肝内多发低密度结节并代谢轻度增高，考虑肿瘤样病变或低度恶性肿瘤"。2013.03.28：天津第三中心医院肝穿取样活检病理检查结果为"倾向上皮样血管内皮细胞瘤，建议免疫组化协诊"。2013.04.22：北京协和医院病理会诊结果"结合免疫组化，符合血管内皮细胞瘤（上皮样）伴机化坏死。原单位免疫组化：CD34（++），Hepacyte（−）CK19（部分+），CK（部分+），CK7（+），CD31（+）"。2013.04.22：中国医学科学院肿瘤医院病理会诊结果为"肝上皮样血管内皮细胞瘤。原单位免疫组化CD34（2+），CK7（3+），CK（+），CD31（1+局灶），CK19（−），Hep（−）"。2013.04.24—2013.05.02于北京中国医科院肿瘤医院栓塞治疗。2013.05.29：北京中国医科院肿瘤医院强化核磁复查结果为"肝内多发结节及肿物，呈靶样强化，部分同前相仿，部分较前缩小，现大者仍位于肝顶，约2.3cm×3.9cm。肝内未见新病灶出现"。2013.06—2013.12于天津肿瘤医院行4次冷冻治疗，并联合恩度治疗5次。2013.12.12：天津肿瘤医院强化CT复查结果为

"肝脏肿瘤治疗后改变,与2013.11.12上腹CT比较,肝脏部分病灶较前缩小,余部分肝脏病灶较前有所增大,余变化不明显"。2014.02开始中药治疗,2014.10.27至今:于天津大港油田总医院行干扰素(派罗欣)试验治疗,每周1针。2015.02.06强化CT复查结果"与2014.08.21日CT相比,部分病灶似稍显缩小"。2015.04.23复查腹部B超示肝上低回声灶较前边界明显变清,周边可见强回声。

【瘤科情况】

病史:确诊肝上皮样血管内皮细胞瘤2年余。

病理:肝上皮样血管内皮细胞瘤。原单位免疫组化CD34(2+),CK7(3+),CK(+),CD31(1+局灶),CK19(-),Hep(-)。

【基础肝病及瘤科情况】

检查项目	检查结果
肝硬化	无
HBs抗原	阴性
HCV抗体	阴性
Child-Pugh score	A
AFP水平(μg/L)	10.50
最大肿物直径(cm)	3.6
肿物数目	多个
门脉癌栓	无
肝外转移	无

【西医检查及治疗】

时间	检查结果	治疗措施
2012.12.29	上腹部增强核磁示：①肝多发结节，不除外转移瘤或囊状血管瘤，必要时穿刺活检；②肝S1、S6小结节，血管瘤？	无
2012.12.29	PET-CT检查结果为"肝内多发低密度结节并代谢轻度增高，考虑肿瘤样病变或低度恶性肿瘤"	肝穿取样活检病理检查结果为"倾向上皮样血管内皮细胞瘤，建议免疫组化协诊"
2013.04.22	北京协和医院病理会诊结果为"结合免疫组化，符合血管内皮细胞瘤（上皮样）伴机化坏死。原单位免疫组化：CD34（++），Hepacyte（-）CK19（部分+），CK（部分+），CK7（+），CD31（+）"	栓塞手术（经肝右、肝左动脉注入氮烯咪胺300mg、LUF9mL、GF30mg）
2013.05.29	强化核磁复查结果为"肝内多发结节及肿物，呈靶样强化，部分同前相仿，部分较前缩小，现大者仍位于肝顶，约2.3cm×3.9cm。肝内未见新病灶出现"	
2013.06.11	强化CT检查结果为"肝脏肿瘤治疗后改变，局部肝内可见碘油沉积"	2013.06.18：冷冻手术（CT引导下经皮穿刺肝肿瘤氩氦冷冻治疗）
2013.07.12	强化CT复查结果为"肝脏肿瘤治疗后改变，与2013.06.11上腹CT比较：右肝最大病灶较前有所增大、内部未见明显活性，局部肝内碘油沉积较前减少，余变化不明显"	冷冻手术1次，恩度（3天）治疗3次

时间	检查结果	治疗措施
2013.09.24	强化CT复查结果为"肝脏肿瘤治疗后改变，与2013.07.12上腹CT比较：右肝最大病灶较前缩小，部分肝脏病灶较前略有增大，局部肝内碘油沉积较前减少，余变化不明显"	恩度（3天）治疗2次
2013.11.12	强化CT复查结果为"肝脏肿瘤治疗后改变，与2013.09.24上腹CT比较：肝脏近膈顶最大病灶较前缩小，余部分肝脏病灶较前有所增大，局部肝内碘油沉积较前减少，余变化不明显"	冷冻治疗2次
2013.12.12	强化CT复查结果为"肝脏肿瘤治疗后改变，与2013.11.12上腹CT比较：肝脏部分病灶较前缩小，余部分肝脏病灶较前有所增大，余变化不明显"	
2014.02.11	强化CT复查结果为"与2013.12.12上腹CT比较：肝内病灶较前增多，肝脏部分病灶较前缩小、部分病灶较前有所增大，余变化不明显"	中药治疗至今
2014.08.21	强化CT复查结果为"与2014.04.15CT相比：肝内部分病灶径线稍有增加"	
2015.02.06	强化CT复查结果为"与2014.08.21 CT相比：部分病灶似稍显缩小"	
2014.11.04	腹部B超示肝内多发低密度灶，最大者为右前叶24.4mm×20.6mm，边界欠清，形态不规则	
2015.04.23	腹部B超示肝内多发低密度灶，最大者为右前叶24mm×17.8mm，边界清，形态规则，周边可见强回声	

【中医中药治疗】

四诊资料

面色晦暗，头晕气短，口渴欲饮，下肢浮肿，小便不利，舌淡白，苔白腻，脉缓。

治疗处方

2014.02.18		醋商陆 9g　白术 30g　金银花 30g　猪苓 10g　玄参 30g　当归 30g　天龙 5g　皂角刺 10g　茵陈 30g　三七 2g　牡丹皮 10g　黄芪 30g　茯苓 5g　泽泻 10g　白芍 10g
2014.03.18	加	姜黄 6g　夏枯草 20g
2014.10.14	加	猫人参 30g　地龙 10g　凌霄花 10g
	减	猪苓 10g　茯苓 5g　泽泻 10g　白芍 10g
2015.03.03	加	水蛭 3g　制天南星 30g　土鳖虫 10g
	减	金银花 30g　牡丹皮 10g
2015.06.02	加	醋鸡内金 30g
	减	地龙 10g

讨论

患者肝脏多发肿瘤，行栓塞、冷冻及恩度输注治疗后，病情稳定，后单纯口服中药治疗。患者病理诊断为血管内皮细胞瘤，考虑到玄参和大剂量的金银花、当归有溶栓作用，我们选用四妙勇安汤加减。"见肝之病，知肝传脾"，结合患者四诊资料。考虑肝血不足，脾虚湿停，方中加入当归芍药散《宋·太平惠民和剂局方》，以养血调肝，健脾利湿。患者脾虚湿困兼有少阳证，用茵陈五苓散（《金匮要略》），因脉缓去掉桂枝。另外，芍药敛阴，缓肝。水生木、木生火，泽泻能泻肝中妄动之相火，热伏血瘀，牡丹皮活血凉血。加入皂角刺以解毒消肿、透脓溃坚，有仙方活命饮（《校注妇人良方》）之意。黄芪益气保肝，醋商陆、天龙软坚散结抗肿瘤。2014.10患者水饮症状缓解，方中减去茯苓、猪苓、泽泻，加入猫人参为治肝脏肿瘤专药。地龙、凌霄花入厥阴经，活血化瘀。2015.03加入水蛭、土鳖虫破血逐瘀，制天南星化痰散结，进一步增强了抗肿瘤作用。患者用药1年余，肝脏肿瘤稳定，复查B超示病灶边界渐清，周边见强回声，怀疑肿瘤包膜形成，已建议患者复查CT以进一步明确。

附方

1. 四妙勇安汤（《验方新编》）：金银花90g，玄参90g，当归60g，甘草30g。

2. 当归芍药散《宋·太平惠民和剂局方》：当归、茯苓（去皮）、白术各二两；川芎、泽泻各四两；白芍药八两。

3. 茵陈五苓散（《金匮要略》）：茵陈4g，白术9g，赤茯苓9g，猪苓9g，桂枝6g，泽泻15g。

4. 仙方活命饮（《校注妇人良方》）：白芷3g，贝母、防风、赤芍药、当归尾、甘草节、皂角刺（炒）、穿山甲（炙）、天花粉、乳香、没药各6g，金银花、陈皮各9g。

病例31　肝癌

【摘要】

患者2014.10确诊多发肝癌行姑息手术，病理回报：中分化肝细胞肝癌伴结节性肝硬化。2014.12复查见肝右叶肿瘤，大小为4.3cm×2.8cm，2014.12.23开始单纯中药治疗，2015.02.04复查见肝上肿瘤缩小至2.5cm×2.1cm，2015.05.25复查见肝上肿瘤消失，现仍服用中药治疗。

【中医疗效评估】

荷瘤2014.12—2015.05单纯服用中药治疗，肝脏肿瘤消失。

基本信息

姓名	性别	年龄	门诊号	联系电话	籍贯
陈WJ	男	34岁	1359133	152××××9292	

【基本病史】

患者2014.10主因上腹不适，AFP持续升高住院治疗，外院CT发现肝右叶占位，直径3cm，诊断考虑肝癌，入院查AFP657.4μg/L，MRI示：①肝硬化，肝右下极结节，考虑肝癌；②肝内多发异常，强化影考虑一过性灌注异常。2014.11.07全麻下行肝Ⅳ段切除术，术后恢复好。病理回报：中分化肝细胞肝癌伴结节性肝硬化。2014.12复查肝右叶肿瘤，大小为4.3cm×2.8cm，2014.12.23开始中药治疗，2015.02.04复查见肝上肿瘤缩小至2.5cm×2.1cm，继续中药治疗，2015.05.25复查见肝上肿瘤消失，复查AFP 11.5μg/L，现仍中药治疗。

【瘤科情况】

病史：肝癌术后半年余。

病理：中分化肝细胞肝癌伴结节性肝硬化。

【基础肝病及瘤科情况】

检查项目	检查结果
肝硬化	有
HBs抗原	阴性

续表

检查项目	检查结果
HCV抗体	阴性
Child-Pugh score	B
AFP水平（μg/L）	657.4
最大肿物直径（cm）	3
肿物数目	多个
门脉癌栓	无
肝外转移	无

【西医检查及治疗】

时间	检查结果	治疗措施
2014.10.29	腹部MR：①肝硬化，肝右下极结节，考虑肝癌；②肝内多发异常强化影，考虑一过性灌注异常	2014.11.07全麻下行肝Ⅳ段切除术，术后恢复好，病理回报：中分化肝细胞肝癌伴结节性肝硬化
2014.12.23	腹部B超示：①肝硬化；②肝右叶非均质团块大小为4.3cm×2.8cm，边缘欠清，形状欠规则	中药治疗
2015.02.04	腹部B超示：①肝硬化；②肝右叶非均质团块大小为2.5cm×2.1cm，边缘欠清，形状欠规则	中药治疗
2015.05.25	腹部B超示：肝硬化	中药治疗

【中医中药治疗】

四诊资料

神疲倦怠，口苦咽干，形体消瘦，腹胀厌食，肝区不适，舌淡，苔薄白，脉弦数。

治疗处方

2014.12.02	天龙 5g　醋商陆 9g　猫人参 30g　白术 30g　防己 30g　姜黄 12g　醋鳖甲 10g　牛膝 30g　牡丹皮 10g　龙葵 30g　黄芩 10g　大腹皮 30g　醋鸡内金 30g　苍术 30g　三七 2g　北柴胡 25g	
2015.01.27	加	天花粉 10g　炙甘草 3g　桂枝 10g　干姜 10g
	减	三七 2g
2015.03.26	加	凌霄花 10g　生牡蛎 40g
2015.05.28	加	白芍 10g

讨论

　　患者肝癌术后复发后单纯服用中药治疗，辨病在少阳、厥阴。醋鳖甲、醋商陆软坚散结，其中醋鳖甲为厥阴经主药。三七、姜黄、牛膝活血化瘀。且三七补虚强壮，牛膝肝肾同补，滋水涵木。猫人参为肝脏肿瘤专用药。柴胡、黄芩从少阳治，和解少阳。"见肝之病，知肝传脾"，白术、苍术、醋鸡内金从脾治。白术、苍术健脾利湿，防己、大腹皮利水消肿，共治饮邪，预防腹水。肝藏血，热伏则血瘀，牡丹皮凉血，龙葵清热解毒，且有抗肿瘤作用。2015.01复诊时处方中加入柴胡桂枝干姜汤（《伤寒杂病论》）以温阳化饮，太阴与少阳同治，形质与气化同调。2015.03复诊加入凌霄花、牡蛎入厥阴经。凌霄花活血化瘀，且有抗肿瘤作用；牡蛎潜阳补阴、软坚散结。2015.5加入白芍，养血敛阴，且有抗肿瘤作用。

附方

柴胡桂枝干姜汤（《伤寒杂病论》）：柴胡24g，桂枝9g，干姜9g，栝楼根12g，黄芩9g，牡蛎6g（熬），甘草6克（炙）。

病例32　肝癌停药后复发

【摘要】

患者2000.01确诊肝癌行手术切除，2011开始中药预防复发，2013.03自行停用中药，2013.10肿瘤复发，再次手术切除，后再次服用中药预防复发治疗至今，患者未见肿瘤进展，一般状况较好。

【中医疗效评估】

停用中药半年后肿瘤复发。

基本信息

姓名	性别	年龄	门诊号	联系电话	籍贯
文JR	女	55岁	297080	155××××1798	天津市

【基本病史】

患者1999因肝区疼痛第一次入院，入院后肝MR及生化检查确诊为原发性肝癌，于1999.11.17行肝脏介入治疗2次，方案为ADM 60mg+Fu-51g+MMC10mg，2000.01.06行肝右叶切除术，术后病理回报：肝细胞肝癌伴结节性肝硬化，慢性胆囊炎。2000.03.31行Fu-5+DDP方案化疗1次，2011开始中药预防复发，2013.03自行停用中药，2013.10.22复查腹部CT回报：①"右肝癌术后"改变，肝左叶异常信号，考虑肝癌；②肝左叶小囊肿；

③肝左叶包膜下异常强化，一过性灌注异常，考虑肿瘤复发，2013.10.24行"规则肝段切除术"，术后病理：（肝2段）中—高分化肝细胞肝癌，少部分区域呈低分化状态，可见脉管内瘤栓及卫星结节，切缘（－）。后再次服用中药预防复发治疗至今，患者未见肿瘤进展，一般状况较好。

【瘤科情况】

病史：肝癌术后复发再次手术后1年半余。

病理：（肝2段）中—高分化肝细胞肝癌，少部分区域呈低分化状态，可见脉管内瘤栓及卫星结节，切缘（－）。

【基础肝病及瘤科情况】

检查项目	检查结果
肝硬化	有
HBs抗原	阴性
HCV抗体	阴性
Child-Pugh score	B
AFP水平（μg/L）	1.9
最大肿物直径（cm）	2.8
肿物数目	1个
门脉癌栓	无
肝外转移	无

【西医检查及治疗】

时间	检查结果	治疗措施
2013.10.22	腹部强化CT示：①"右肝癌术后"改变，肝左叶异常信号，考虑肝癌；②肝左叶小囊肿；③肝左叶包膜下异常强化，考虑一过性灌注异常	2013.10.24行"规则肝段切除术"
2014.05.06	上腹B超示肝脏术后，肝内光点分布粗糙、不均匀，未见明显占位性病变，考虑肝硬化，胆囊缺如，余大致正常	

【中医中药治疗】

四诊资料

头痛目眩，口燥咽干，神疲食少，胁肋作痛，身重困倦，舌淡，苔薄白，脉弦弱。

治疗处方

2011.05.20		三七2g 蜂房5g 制天南星12g 白芍10g 醋鳖甲30g 柴胡12g 苍术10g 车前子30g 当归10g 茯苓10g 甘草3g 薏苡仁45g 牡丹皮10g 牡蛎20g 炒菟丝子30g 白术10g 醋商陆9g 白花蛇舌草30g
2011.06.17	加	防己30g
2011.07.01	加	藤梨根30g
	减	制天南星12g
2011.07.29	加	猫人参40g 煅瓦楞子30g 鸡内金10g
	减	蜂房5g 藤梨根30g 薏苡仁45g 醋商陆9g
2011.08.26	加	枸杞子10g
	减	当归10g 甘草3g

续表

2011.09.29	加	大腹皮30g 蜂房5g 藤梨根30g 牛膝30g 预知子10g 马鞭草30g
	减	猫人参40g 醋鳖甲30g
2011.12.06	加	胆南星6g 当归10g
	减	防己30g 预知子10g
2011.12.13	加	泽漆5g 天龙5g 猫人参30g
	减	白花蛇舌草15g 藤梨根30g 胆南星6g
2012.01.13	加	白花蛇舌草30g 合欢皮30g 土贝母6g
	减	车前子20g 枸杞子10g 牡丹皮10g
2012.03.02	加	车前子30g 预知子10g
	减	合欢皮30g 牡蛎20g 防己30g 煅瓦楞子15g
2012.05.03	加	黄芪30g
2012.07.24	加	甘草6g
	减	车前子10g 蜂房5g
2012.08.30	加	山豆根6g
2012.11.20	加	郁金10g 合欢皮30g 虎杖30g
	减	泽漆10g
2013.01.14	减	天龙6g
2013.03.07	加	天龙6g
	减	山豆根6g 土贝母10g（2013.03.21至2013.11.08停药）
2013.11.08	天龙5g 醋鳖甲10g 泽漆30g 醋商陆9g 白术30g 防己30g 枸杞子10g 当归10g 三七2g 牛膝30g 凌霄花10g 苍术30g 百合30g 白芍10g 生地黄30g 醋鸡内金10g 姜黄12g 天花粉10g	
2013.11.22	加	拳参10g 瓜蒌20g 猫爪草30g 浙贝母30g
	减	泽漆30g

续表

2013.12.20	加	糯稻根30g 牡丹皮10g 黄芪30g 酒大黄5g
	减	拳参10g 百合30g 生地黄20g 浙贝母30g
2014.02.14	加	白花蛇舌草40g
	减	天花粉10g 糯稻根30g
2014.05.05	减	醋鸡内金10g
2014.08.12	加	天花粉10g 山豆根6g 防己30g 甘草3g
	减	姜黄12g
2014.09.26	加	盐补骨脂20g
	减	牛膝30g
2014.10.21	加	乌梅10g 牛膝30g
	减	盐补骨脂20g 酒大黄5g
2015.01.13	加	醋延胡索30g 醋鸡内金30g 川楝子10g
	减	乌梅10g 山豆根6g 乌梅10g 甘草3g 当归10g 黄芪30g 瓜蒌10g 白芍10g
2015.02.10	加	白芍10g
2015.03.03	加	皂角刺10g
2015.06.02	加	天花粉30g
	减	皂角刺10g

讨论

原发性肝癌是一种恶性程度极高、预后极差的恶性肿瘤。肝癌的形成系内有脏腑气血的亏虚，外有六淫邪毒的入侵，而致肝郁、气滞、血瘀，与邪毒相互蕴结，日久而凝成肿块。虚、瘀、毒是肝癌发生发展的三大关键影响因素。本患者属于少阳太阴同病，肝郁脾虚、痰瘀互结型。中药治疗以逍遥散（《太平惠民和剂局方》）为基本方，疏肝健脾，随证加减。肝藏血，主疏泄，喜条达而恶抑郁，即所谓"肝体阴而用阳"。全方以柴胡疏肝解郁，使肝气调达；三七、牡丹皮、蜂房活血化瘀；制天南星、醋鳖甲化痰散结；白花蛇舌草清热解毒；菟丝子补肾填精，从而实现气、瘀、痰、毒、虚同治。白芍、甘草，酸甘化阴，滋养肝阴，缓肝之急；白术、茯苓、甘草健脾益气，实现肝脾同治。患者出现腹水，苍术、车前子、薏苡仁、牡蛎、醋商陆燥湿健脾利水，属对症处理。其中牡蛎、醋商陆源自牡蛎泽泻散（《伤寒论》），牡蛎咸寒入肾经，商陆破坚入血，逐痰饮、利水湿。随后对症处理，加减用药。

患者2013.03自行停用中药，2013.10复查，肿瘤复发，2013.11继续中药抗肿瘤之治疗。天龙、醋鳖甲、三七、凌霄花、姜黄行气活血化瘀，软坚散结，以抗肿瘤。泽漆、醋商陆、天花粉、牛膝、苍术、防己利湿祛水，其中泽漆、醋商陆、天花粉仍然源自牡蛎泽泻散（《伤寒论》）。当归、白芍、白术、枸杞子、百合、生地黄、醋鸡内金，具有养血调肝、健脾补肾等功效，以扶正祛邪。2015.01.13就诊时患者出现疼痛，加醋延胡索、川楝子（金铃子散，《太平圣惠方》），行气疏肝泄热，活血止痛。复发后患者一直服用中药至今，病情稳定。

附方

1. 逍遥散（《太平惠民和剂局方》）：柴胡、当归、白芍、白术、茯苓、生姜各15g，薄荷、炙甘草各6g。

2. 牡蛎泽泻散（《伤寒论》）：牡蛎（熬）、泽泻、葶苈子（熬）、商陆根（熬）、海藻（洗去咸）、蜀漆（暖水洗去腥）、栝楼根各等分。上七味，分别捣碎，下筛为散，更于臼中研之。白饮和服1g，日服3次。

3. 金铃子散（《太平圣惠方》）：金铃子、玄胡各30g。

病例33　肝癌术后多次复发

【摘要】

患者2007.05.18查体发现肝占位性病变，考虑肝癌。2007.05行肝右叶切除术。后多次复发行介入手术。最后一次介入时间为2011.01，2012.02开始中药治疗至今，肿瘤未再复发。

基本资料

姓名	性别	年龄	住院号	联系电话	籍贯
耿SL	女	65岁	207786	133××××1757	天津市

【基本病史】

2007.05.18患者主因查体发现肝占位性病变3天入院。考虑肝癌，于2007.05.21行全麻下肝右叶切除术。术后病理：肝细胞肝癌，Ⅱ级，切缘（-），淋巴结（-）；胆囊胆固醇息肉。

后因AFP升高，影响学检查异常，分别于2008.10.23、2009.04.02、2011.11.22在天津市肿瘤医院介入科行局麻下选择性肝动脉栓塞术。期间2009.11、2011.01在天津市第三中心医院行2次肝癌术后复发射频治疗手术。2012.02开始服用中药治疗至今，期间定期复查，肿瘤未再复发。

【瘤科情况】

病史：肝癌术后多次复发。

病理：肝细胞肝癌，Ⅱ级，切缘（-），淋巴结（-）；胆囊胆固醇息肉。

【基础肝病及瘤科情况】

检查项目	检查结果
肝硬化	无
HBs抗原	阳性
HCV抗体	阴性
Child-Pugh score	A
AFP水平（μg/L）	62.26
最大肿物直径（cm）	6.2
肿物数目	多个
门脉癌栓	无
肝外转移	无

【西医检查及治疗】

时间	检查号	检查结果	治疗措施
2007.05.11	CT号 112738	肝右叶前段可见低密度肿块，边缘模糊，增强动脉区呈不均匀强化，边缘强化明显，后期强化程度减低。近膈面另见一小结节，后期强化程度低于正常肝实质。胆囊、脾脏及胰腺未见确切异常。腹腔内及腹膜后未见确切肿大淋巴结。无腹水征象	肝右叶切除术
2007.05.29	病理号 300666	肝细胞肝癌，Ⅱ级，切缘（－），淋巴结（－）；胆囊胆固醇息肉	
2007.12.12	CT号 112738	"右肝癌术后"，肝右叶低密度灶，考虑为术后改变，脾大，强化不均匀范围较前增大	

续表

时间	检查号	检查结果	治疗措施
2011.07.19	MR号 201107180406	"胆囊术后,肝癌术后复发再次射频治疗后"改变,残肝术区仍可见结节样影,延迟强化较明显,请结合临床	2011.11.22在医院介入科行局麻下选择性肝动脉栓塞术
2014.07.31	MR号 201407250430	与2012.08.16片比较:术区边缘异常信号影范围增大,原术区局限强化结节此次显示不清	

【中医中药治疗】

四诊资料

面色萎黄,气短乏力,口渴,腹部胀满,胸胁胀痛,食欲不振,大便溏泄,舌淡,苔薄白,脉滑。

治疗处方

2012.02.06		鳖甲10g 八月札10g 炒白术30g 苍术30g 大腹皮30g 防己30g 姜黄10g 鸡内金6g 鸡血藤30g 露蜂房10g 龙葵30g 凌霄花30g 马鞭草30g 牛膝30g 商陆10g 三七3g 天龙4g 藤梨根30g 太子参30g 茵陈15g
2012.02.20	减	太子参15g 龙葵10g 鸡血藤10g 牛膝10g 防己10g 马鞭草10g 大腹皮10g 炒白术10g 八月札10g
2012.03.05	加	炒白术10g 苍术10g 大腹皮10g 防己10g 马鞭草10g 牛膝10g 太子参15g 八月札10g 蜈蚣2g
2012.03.19	减	鸡血藤15g 蜈蚣1g
2012.04.02	加	预知子10g
	减	白术20g 牛膝20g 八月札10g
2012.04.09	加	八月札10g 白术20g 鸡血藤5g 牛膝20g 石见穿30g 竹叶10g
	减	预知子10g

续表

日期	加/减	药物
2012.04.23	加	淡竹叶10g 预知子10g
	减	竹叶10g 石见穿15g 白术10g 牛膝10g 防己10g 八月札10g 大腹皮30g
2012.05.10	加	白术10g 牛膝10g 防己10g 党参10g 猫人参40g 土贝母6g
	减	蜂房5g 石见穿15g 太子参15g 藤梨根30g 淡竹叶10g
2012.06.14	加	桑寄生30g 瓜蒌20g
	减	马鞭草10g 鸡血藤30g 预知子10g
2012.07.12	加	大腹皮30g 石见穿30g 马鞭草10g 半枝莲30g
	减	醋鳖甲10g 龙葵15g 瓜蒌20g
2012.08.21	加	瞿麦20g 预知子10g 鸡血藤30g
	减	大腹皮30g 石见穿30g 半枝莲30g
2012.09.04	加	射干10g 石见穿30g 杏仁10g 土贝母6g
	减	瞿麦20g 天龙1g 猫人参10g 预知子10g 鸡血藤30g
2012.11.06	加	诃子10g
	减	杏仁10g
2012.11.21	加	杜仲20g
	减	牛膝30g
2012.12.04		射干10g 天龙5g 醋商陆9g 猫人参30g 白术30g 防己30g 姜黄6g 醋鳖甲10g 牛膝30g 凌霄花10g 瞿麦30g 大腹皮30g 醋鸡内金10g 苍术30g 白花蛇舌草20g 三七2g
2013.01.15	加	马鞭草30g 龙葵20g
2013.07.09	加	生地榆10g 土贝母10g
	减	射干10g 瞿麦30g

续表

2013.09.03	减	龙葵10g				
2013.10.11	加	地龙10g				
	减	天龙5g				
2013.10.29	加	枸杞子10g 天龙5g 石韦10g				
	减	地龙10g				
2014.02.07	加	蜜紫菀10g 甘草3g 石韦10g				
	减	大腹皮30g				
2014.02.18	减	甘草3g				
2014.06.17	加	郁金10g				
2015.04.21	加	阿胶3g 醋鸡内金20				
	减	天龙2g 生地榆10g 枸杞子10g 石韦10g 马鞭草20g 山豆根6g				

讨论

　　患者为原发性肝癌晚期，因肝功能异常或恶病质多伴有腹水。本例患者初诊时就伴有腹水，方用加味苍牛防己汤（验方）加减，炒白术、苍术、大腹皮、防己、鸡血藤、茵陈、鳖甲，开上、运中、填下，三焦并调，气、血、水同治。商陆入血分，且能利水除湿，可增强上述诸药的作用。肝癌多在肝炎、肝硬化的基础上发生，本例患者乙肝表面抗原阳性，中医认为病毒性肝炎是湿热毒邪所致。蜂房、龙葵、马鞭草、藤梨根清热利湿解毒；姜黄、预知子、三七、凌霄花、天龙行气活血化瘀，解毒利湿化瘀抗癌。"见肝之病，知肝传脾，当先实脾"，太子参益气健脾，鸡内金消食健胃。

2012.12患者处方仍以加味苍牛防己汤（验方）为主方，醋鳖甲、白术、苍术、牛膝、防己、大腹皮利水，商陆、瞿麦可增强上述诸药的作用。射干、天龙、醋鸡内金、猫人参、白花蛇舌草、姜黄、三七、凌霄花清热解毒、行气活血化瘀，以消散癌肿。患者复发后坚持服用中药3年余，期间定期复查，病情未见进展。

病例34　肝癌

【摘要】

患者2009.03确诊肝癌，手术切除。2011.07.04肝脏复发、骨转移。2011.06.30开始予中药治疗，至2014.08肝脏肿瘤进展，期间仅联合帕米抗骨转移治疗，后予3次介入治疗。2015.02.06外伤后骨折，2015.06.08CT示肿瘤进展。

【中医疗效评估】

2011.06—2014.08荷瘤单纯中药治疗，肿瘤稳定。

基本信息

姓名	性别	年龄	住院号	联系电话	籍贯
刘JQ	男	82岁	238610	137××××9063	江西

【基本病史】

患者2009.03因"肝占位"第一次入院，院外CT示：肝左叶占位。入院后2009.03.04行肝左外叶切除术，术后病理示：肝左外叶透明细胞型肝癌。2009.04.08复查CT示：①肝硬化，"肝癌术后"改变；②胆囊结石；③所见右下肺低信号影。2011.06.27腹部彩超示：①肝实质回声增强增粗；②肝左叶切除断端局部小团块反射区；③肝右叶小钙化灶；④胆囊结石；⑤门静脉系统轻度增宽；⑥脾脏轻度增大；⑦胰腺未见明显异常。2011.07.04 PET-CT回报：肝内多发结节，考虑转移。多发骨转移。2011.06.30起开始中药治疗至2014.08复查发现肿瘤进展，期间仅予中药联合帕米磷酸二钠抗骨转移治疗。2014.08.22复查发现肝脏复发，于天津市第三中心医院行介入治疗，后2014.11及2014.12两次复查肝脏肿瘤复发，均予介入治疗，2015.02.06外伤后骨折，2015.06.08 CT示肿瘤进展。

【瘤科情况】

病史：肝癌术后复发介入术后半年余。

病理：肝左外叶透明细胞型肝癌。

【基础肝病及瘤科情况】

检查项目	检查结果
肝硬化	有
HBs抗原	阴性
HCV抗体	阴性
Child-Pugh score	B
AFP水平（μg/L）	438.2
最大肿物直径（cm）	4
肿物数目	1个
门脉癌栓	无
肝外转移	无

【西医检查及治疗】

时间	检查结果	治疗措施
2009.03	外院CT示：肝左叶占位	2009.03.04天津市第三中心医院行肝左外叶切除术，术后病理示：肝左外叶透明细胞型肝癌
2011.06.27	腹部彩超示：①肝实质回声增强增粗；②肝左叶切除断端局部小团块反射区；③肝右叶小钙化灶；④胆囊结石；⑤门静脉系统轻度增宽；⑥脾脏轻度增大；⑦胰腺未见明显异常	中药治疗
2011.07.04	PET-CT回报：肝内多发结节，考虑转移。多发骨转移	中药联合帕米磷酸二钠治疗
2014.08.22	天津市第三中心医院上腹强化CT：①肝内多发富血供病变，考虑肝癌，请结合AFP，必要时进一步检查；②肝硬化、脾大、腹水，食管下段及胃底周围静脉曲张，门静脉左支纤细，不除外管腔内不全性栓子形成；③肝左叶部分切除，结合病史，考虑术后改变，残肝边缘低密度影，建议随诊复查；④肝顶区致密影，请结合临床，建议随诊复查；⑤肝门区、胰周及腹膜后多发淋巴结，部分肿大，不除外转移性病变。⑥胆囊多发结石，脾边缘线性高密度影，考虑钙化可能性大；⑦双下肺肺泡性气肿伴肺大泡形成，双侧胸膜增厚并粘连	介入（具体不详）

时间	检查结果	治疗措施
2014.10.31	天津市第三中心医院上腹强化CT：①结合临床考虑肝转介入术后改变，部分病灶仍有强化，肝内多发富血供结节，考虑肝癌，建议DSA检查；②肝硬化、脾大、腹水，食管下段及胃底周围静脉曲张，门静脉左支纤细，不除外管腔内不全性栓子形成；③肝左叶部分切除，结合病史，考虑术后改变，残肝边缘低密度影，建议随诊复查；④肝顶区致密影，请结合临床，建议随诊复查；⑤肝门区、胰周及腹膜后多发淋巴结，部分肿大，不除外转移性病变。⑥胆囊多发结石，脾边缘线性高密度影，考虑钙化可能性大；⑦双下肺泡性气肿伴肺大泡形成，双侧胸膜增厚并粘连	介入（具体不详）
2014.12.18	天津市第三中心医院上腹强化CT：①结合临床考虑肝转介入术后改变，部分病灶仍有强化，肝内多发富血供结节，考虑肝癌，建议DSA检查；②肝硬化、脾大、腹水，食管下段及胃底周围静脉曲张，门静脉主干不全性栓子形成，门静脉左支纤细；③肝左叶部分切除，结合病史，考虑术后改变，残肝边缘低密度影，建议随诊复查；④肝顶区致密影，请结合临床，建议随诊复查；⑤肝门区、胰周及腹膜后多发淋巴结，部分肿大，不除外转移性病变；⑥胆囊多发结石，脾边缘线性高密度影，考虑钙化可能性大；⑦双下肺泡性气肿伴肺大泡形成，双侧胸膜增厚并粘连	2014.12.19天津市第三中心医院，行TACE，肝内动脉增粗，分支迂曲紊乱，实质期肝内可见多发结节状造影剂深染区，考虑肿瘤染色。经导管注入FUDR 500mg、CDDP 40mg化疗，经微导管超选肿瘤供血动脉注入ULP 7mL+MMC 10mg混合栓塞，碘油沉积良好，术中顺利

续表

时间	检查结果	治疗措施
2015.06.18	天津市第三中心医院上腹强化CT：①结合临床，考虑肝转介入术后改变，部分病灶仍有强化，肝内多发结节——肝癌，较前（2014.12.18）进展，建议DSA检查；②肝硬化、脾大、腹水，食管下段及胃底周围静脉曲张，门静脉主干及左右支不全性栓子形成；③肝左叶部分切除，结合病史，考虑术后改变，残肝边缘低密度影，建议随诊复查；④肝门区、胰周及腹膜后多发淋巴结，部分肿大，不除外转移性病变。⑤胆囊多发结石，脾边缘线性高密度影，考虑钙化可能性大；⑥双下肺间质纤维化，右肺下叶肺大泡，双侧胸膜增厚并粘连	介入（具体不详）

【中医中药治疗】

四诊资料

面色晦暗，口苦咽干，不思饮食，腹部胀满，肝区不适，舌红，苔薄白，脉弦涩。

治疗处方

2011.06.30		三七2g 醋商陆9g 太子参30g 制天南星24g 半枝莲30g 醋鳖甲10g 柴胡30g 蜈蚣2g 虎杖30g 黄芩10g 龙葵15g 防己30g 醋莪术10g 凌霄花6g 鸡内金10g 猫人参40g 土贝母6g 白花蛇舌草30g
2011.08.02	加	天龙5g 合欢皮30g
	减	醋鳖甲10g 蜈蚣2g
2011.08.19	加	大腹皮30g 苍术30g 牛膝30g 白术30g
	减	太子参30g 半枝莲30g 虎杖30g 醋莪术10g

续表

2011.09.06	加	浙贝母 10g
	减	猫人参 40g　土贝母 6g
2011.11.10	加	冬瓜皮 30g　法半夏 9g　山豆根 10g　仙鹤草 45g　黄芪 10g　马鞭草 30g
	减	浙贝母 10g　防己 20g
2011.12.22	加	醋鳖甲 10g　防己 30g　土贝母 6g
	减	山豆根 10g　白花蛇舌草 30g　制天南星 24g　仙鹤草 15g　合欢皮 30g　黄芪 10g
2012.01.19	加	茵陈 30g　豆蔻 6g　广藿香 10g　郁金 10g　天花粉 10g
	减	柴胡 24g
2012.02.09	加	佩兰 10g
	减	广藿香 10g
2012.03.02	加	泽漆 10g　石见穿 30g　蜈蚣 2g　猫人参 40g
	减	豆蔻 6g　法半夏 9g　大腹皮 30g　合欢皮 30g　佩兰 10g　防己 30g
2012.04.12	加	柴胡 24g　甘草 3g　法半夏 9g
	减	郁金 10g　石见穿 30g　天花粉 10g　蜈蚣 2g　茵陈 30g
2012.05.10	加	大腹皮 30g　防己 30g　厚朴 6g
	减	法半夏 9g
2012.06.12	加	豆蔻 6g　车前子 20g　广藿香 10g　茵陈 30g
	减	柴胡 24g
2012.07.10	加	合欢皮 30g　郁金 10g
	减	车前子 20g
2012.08.16	加	白花蛇舌草 30g
	减	冬瓜皮 30g
2012.09.18	减	合欢皮 30g

2012.09.27	加	浙贝母 10g 僵蚕 10g
	减	天龙 5g 土贝母 12g
2012.10.23	加	天花粉 10g 玄参 10g 土贝母 6g
	减	浙贝母 10g
2012.12.04	加	柴胡 25g
	减	豆蔻 6g 茵陈 30g 厚朴 6g 白花蛇舌草 30g 天花粉 10g 玄参 10g 广藿香 10g 龙葵 15g 僵蚕 10g 凌霄花 6g 土贝母 6g 马鞭草 30g
2013.01.08	加	桑叶 30g 酒萸肉 30g 浮小麦 30g
	减	北柴胡 25g
2013.10.15	加	姜黄 6g 天龙 4g 马鞭草 30g 煅瓦楞子 45g
	减	郁金 10g 甘草 3g 浮小麦 30g 桑叶 30g 酒萸肉 30g
2013.11.19	加	拳参 10g
	减	泽漆 10g
2014.04.08	加	凌霄花 10g
	减	拳参 10g
2014.10.10	加	干姜 10g
	减	防己 30g 姜黄 6g
2014.11.17	减	干姜 10g
2014.12.30	加	苦杏仁 10g 法半夏 5g 生薏苡仁 10g 豆蔻 10g 广藿香 10g 茵陈 30g
	减	醋鳖甲 10g 姜黄 6g 马鞭草 30g 煅瓦楞子 30g 土贝母 10g
2015.06.23	加	姜黄 12g 白花蛇舌草 20g 浙贝母 10g
	减	苦杏仁 10g 法半夏 5g 生薏苡仁 10g

讨论

患者老年男性，肝癌术后2年后复发，肝癌为少阳厥阴病，处方由小柴胡汤（《伤寒杂病论》）加减而来，柴胡、黄芩和解少阳，醋商陆、醋鳖甲软坚散结抗肿瘤，醋鳖甲为厥阴经主药，三七、凌霄花、蜈蚣、醋莪术活血化瘀，凌霄花入厥阴经且有抗肿瘤作用。龙葵、虎杖、半枝莲、白花蛇舌草清热解毒以制伏阳，白花蛇舌草治疗消化道肿瘤效果较好。太子参、鸡内金益气健脾，肝脾同治。防己、半枝莲利水消肿，预防腹水。猫人参有抗癌作用，为肝脏肿瘤常用药。随后处方根据患者症状随症加减，患者肝胆湿热症状较重时加入甘露消毒丹中茵陈、豆蔻、广藿香、黄芩以清热利湿，芳香化浊，清金制木。患者腹胀腹水明显时，加入大腹皮、厚朴、冬瓜皮、马鞭草等行气利水。患者用药4年余，虽高龄且复发性肝癌伴多发骨转移，仍长期生存，单纯中药治疗肿瘤稳定3年余，效果显著。

附方

甘露消毒丹（《医效秘传》）：飞滑石十五两，绵茵陈十一两，淡黄芩十两，石菖蒲六两，川贝母五两，木通五两，藿香四两，射干四两，连翘四两，薄荷四两，白豆蔻四两。

第六章

胆囊、胰腺癌的临床研究及治疗验案

● 中西医结合治疗对胰腺癌患者生存影响的临床研究

在欧洲和美国，肿瘤引起的死亡中，胰腺癌居第四位[1-2]。胰腺癌发病隐匿，发现时大部分患者已经发生局部侵袭或远处转移[3]。因此，胰腺癌的预后极差[4]，5年生存率不到5%[5]。

胰腺癌的传统治疗手段包括手术、化疗和放疗。手术被认为是唯一根治胰腺癌的方法，然而发病时仅不到20%的患者有手术的机会，而且术后的生存并不令人满意。另外，胰腺癌对大部分的化疗药物不敏感，辅助放疗效果仍有争议[6]。因此，寻找有效的治疗胰腺癌的方法是非常必要的，有研究表明多学科治疗可以改善胰腺癌患者的预后[7-8]。

中医治疗肿瘤已经有千年的历史，现代临床研究也证实中药治疗乳腺癌、胃癌、肺癌有效[9-11]。我们团队的临床疗效研究也表明中药治疗能够显著提高不可切除肝癌患者的生存时间[12]。体内外的实验表明许多中药单体或处方对胰腺癌细胞都有抑制作用[13-14]，并且有研究证明中药可以改善胰腺癌肝转移患者的预后[15]。然而关于中医治疗胰腺癌的临床研究几乎没有，中药治疗胰腺癌的有效性亟待证明。

219

　　根据中医学的理论，中药处方是在辨证论治的基础上开具的。根据中医理论，胰腺属于肝胆系统，因此胰腺癌基本的治疗原则是清肝化湿。另外炎症、高凝状态和机体免疫机能的低下在肿瘤患者中非常常见[16-18]，因此抗炎和改善机体的高凝和免疫功能低下的状态对肿瘤患者来说是非常重要的。具有清热解毒、活血化瘀、补气温阳作用的中药能够改善机体的上述病理状态，从而提高患者的预后[19]。关于不同的中医治疗原则是否会影响中药对抗胰腺癌疗效的报道几乎没有，这一问题需要证实。

　　因此，本研究的目的是分析中药治疗胰腺癌的有效性，然后进一步研究中西医结合治疗是否能改善胰腺癌的预后。另外，我们也探讨了不同的中医治疗方法对胰腺癌疗效的影响。

　　中药是根据辨证论治的中医理论，由专业的中医大夫通过开具处方来使用的。患同一种病的患者可能是不同的中医证型，那么他们的中药处方也会不同，这就是传统中医所说的同病异治。另外，处方的调整是根据患者的症状，并以提高患者的预后为目的的。我们的研究想探讨是否不同的中医治疗原则会影响胰腺癌患者的预后。

　　我们分析了40例患者的完整处方，胰腺癌患者的基本中医治疗原则是清肝化湿，3个辅助的治疗原则是清热解毒、活血化瘀和补气温阳。表6-1列出的是常用的典型中药。

表6-1　3种治疗胰腺癌的辅助中医治疗方法及常用中药

分组	中药	基本治疗原则（清肝化湿）
清热利湿解毒	白花蛇舌草、半枝莲、夏枯草、炒栀子、大黄、海金沙、鸡内金、车前子	醋商陆、薏苡仁、黄芩、天龙、茵陈、木香、龙葵、川楝子、生麦芽、预知子

续表

分组	中药	基本治疗原则（清肝化湿）
活血化瘀	醋五灵脂、醋莪术、延胡索、土鳖虫、赤芍、穿山甲、蒲黄	醋商陆、薏苡仁、黄芩、天龙、茵陈、木香、龙葵、川楝子、生麦芽、预知子
补气温阳	太子参、黄芪、乌药、艾叶、吴茱萸、附子、细辛、桂枝、干姜	

本研究总共纳入107例胰腺癌患者。平均年龄为62岁，范围从41岁到85岁。胰腺癌好发于中老年人，在我们的研究中，77.6%的胰腺癌患者在确诊时年龄＞55岁。单因素分析年龄不影响胰腺癌患者的预后（$P=0.340$）。男性患者多于女性患者（63.6% vs 36.4%），这一结果与之前的研究一致，该研究中年龄调整的胰腺癌发病率，男性高于女性30%[4]。107例患者中，79例为病理学诊断病例，其中65.4%为腺癌。Ⅰ、Ⅱ期的患者占26.2%，Ⅲ、Ⅳ期的患者占73.8%。表6-2总结了107例患者的流行病学和临床特点。

单因素分析（表6-2）显示分期晚（Ⅲ、Ⅳ）、体重减轻（6个月内体重下降10%）、癌症疼痛、CA19-9升高（$\geq 40U/mL$）、CEA升高（$\geq 5\mu g/L$）与中位生存时间段明显相关。相反，手术、3次以上的化疗和中药治疗是保护性的预后因素。

COX比例风险回归（表6-2）用于分析与OS明显相关的变量中的独立的预后因素。结果显示CA19-9升高与预后差有关，而3次以上的化疗和中药治疗是独立的保护性的因素。

表6-2　107例患者的单因素和多因素分析

患者特征	例数（%）	单因素分析	多因素分析			
		P值	β	Exp（β）	95% CI for Exp（β）	P值
性别 男 女	68（63.6） 39（36.4）	0.059	—	—	—	—
年龄（岁） ≤55 >55	24（22.4） 83（77.6）	0.340	—	—	—	—
分期 Ⅰ或Ⅱ Ⅲ或Ⅳ	28（26.2） 79（73.8）	0.001	0.551	1.736	0.986~3.054	0.056
病理类型 腺癌 其他 缺失	70（65.4） 9（8.4） 28（26.2）	0.324	—	—	—	—
部位 胰头 胰体尾	60（56.1） 47（43.9）	0.661	—	—	—	—
转移 有 无	64（69.8） 43（40.2）	0.247	—	—	—	—
症状 上腹疼痛或不适 体重减轻 癌症疼痛 恶性腹水	72（67.3） 63（58.9） 22（20.6） 14（13.1）	0.119 0.020 0.031 0.067	— 0.442 0.329 —	— 1.555 1.390 —	— 0.976~2.478 0.842~2.295 —	— 0.063 0.198 —
CA19-9 正常 升高	19（17.8） 88（82.2）	0.001	0.717	2.049	1.006~4.176	0.048

续表

患者特征	例数（%）	单因素分析	多因素分析			
		P值	β	Exp（β）	95% CI for Exp（β）	P值
CA724 正常 升高	89（83.2） 18（16.8）	0.282	—	—	—	—
CEA 正常 升高	77（72.0） 30（28.0）	0.018	0.064	1.066	0.661~1.719	0.793
手术 是 否	56（52.3） 51（47.7）	0.000	0.455	1.576	0.994~2.499	0.053
化疗 是 否	77（72） 30（28）	0.153	—	—	—	—
化疗次数 <3次 ≥3次	64（59.8） 43（40.2）	0.009	−0.569	0.566	0.359~0.893	0.014
放疗 是 否	15（14.0） 92（86.0）	0.084	—	—	—	—
生物治疗 是 否	10（9.3） 97（90.7）	0.251	—	—	—	—
中药治疗 是 否	51（47.7） 56（52.3）	<0.001	−0.871	0.419	0.261~0.671	<0.001

● 不同治疗组的生存分析

COX比例风险回归分析表明中药治疗是胰腺癌患者的独立保

护因素。我们的研究接下来评估中药组（51例）与西药组（56例）患者的生存是否有差别。结果显示中药组的患者生存时间更长，中位生存时间是19个月而非中药组的生存时间只有8个月。中药组1年、2年生存率分别是54.9%和30.4%，而非中药组的1年、2年生存率分别是38.2%和6.6%（$P<0.001$，图6-1A）。中药组3年的生存率是24.4%。表6-3是两组的基线分析。

表6-3　中药组和非中药组胰腺癌患者的基线分析

变量	中药组（例数）	非中药组（例数）	P值
性别 男/女	31/20	39/17	0.336
年龄（岁） ≤55/>55	15/36	9/47	0.098
肿瘤家族史 有/无	7/44	5/51	0.432
分期 Ⅰ或Ⅱ/Ⅲ或Ⅳ	15/36	13/43	0.466
病理类型 腺癌 其他/缺失	32 5/14	38 4/14	0.822
部位 胰头/胰体尾	32/19	28/28	0.185
转移 有/无	35/16	29/27	0.076
症状 体重减轻（有/无） 癌症疼痛（有/无）	29/22 12/39	34/22 10/46	0.686 0.468
CA19-9 正常/升高	11/40	8/48	0.325

续表

变量	中药组（例数）	非中药组（例数）	P值
CA724 正常/升高	42/9	47/9	0.828
CEA 正常/升高	39/12	38/18	0.322
手术 是/否	28/23	28/28	0.612
化疗 是/否	37/14	40/16	0.897
化疗次数 <3次 ≥3次	28 23	36 20	0.323
放疗 是/否	11/40	5/51	0.067
生物治疗 是/否	7/44	3/53	0.134

中药组包括单纯中药治疗组和中西医结合治疗组，其中单纯接受中药治疗的有9例患者。接下来我们比较了单纯中药组（9例）、中西医结合组（42例）和单纯西药组（56例）患者的生存时间。3组的中位生存时间分别是16、19和8个月（$P < 0.001$，图6-1B）。1年和2年的生存率分别为 44.4%、 54.8%、30.4% 和22.4%、39.3%、6.6%。中西医结合治疗组3年的生存率为30.8%。表6-4是三组的基线分析。

表6-4 亚组胰腺癌患者的基线分析

变量	单纯中药组（例数）	中药+西药组（例数）	西药组（例数）	P值
性别 男/女	6/3	25/17	39/17	0.581
年龄（岁） ≤55/>55	1/8	14/28	9/47	0.091
肿瘤家族史 有/无	1/8	6/36	5/51	0.711
分期 Ⅰ或Ⅱ/Ⅲ/Ⅳ	0/3/6	15/10/17	13/18/25	0.096
病理类型 腺癌 其他/缺失	1 1/7	3 14/7	3 84/14	0.374
部位 胰头/胰体尾	5/4	27/15	28/28	0.367
转移 有/无	6/3	29/13	29/27	0.202
症状 体重减轻（是/否） 癌症疼痛（是/否）	4/5 3/6	25/17 9/33	34/22 10/46	0.656 0.584
CA19-9 正常/升高	1/8	10/32	8/48	0.413
CA724 正常/升高	8/1	34/8	47/9	0.819
CEA 正常/升高	6/3	33/9	38/18	0.464

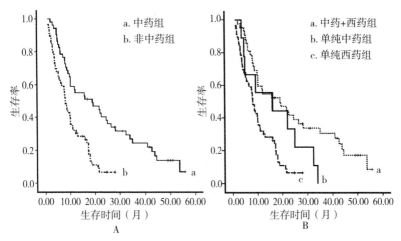

A. 中药组和非中药组的生存分析。中药组和非中药组的中位生存时间分别是19个月和8个月（$P<0.001$）。B. 不同治疗方式的生存分析。中西医结合治疗组与单纯中药组和单纯西药组相比，预后最好（$P<0.001$）。

图6-1　不同用药组、不同治疗方式的生存分析示意图

患有同一种病的患者可能会有不同的中医证型，从而采取不同的治法。我们接下来分析不同的中医治疗原则对胰腺癌患者预后的影响。我们分析了40例患者的中药处方，40例患者一共接受7 701天的中药治疗，用了165种中药。单味药的用药频率为单味药的用药天数：用药的总天数（7 701天），图6-2为用药频率＞10%的单味中药。

通过对中药组和非中药组死亡分布的散点图分析（图6-3A、B），可以把中药组分为2组：低效组（生存时间≤25个月，34例）和高效组（生存时间＞25个月，17例）。值得注意的是非中药组中没有生存期超过25个月的患者。

根据40例患者的处方，所有患者的基本治疗原则是清肝化湿，另外我们可以把中药组的患者分为3组：清热利湿解毒组（17例）、活血化瘀组（18例）和补气温阳组（5例）。3组患者的中

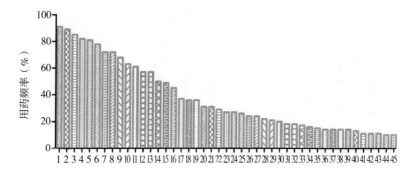

1. 商陆　2. 薏苡仁　3. 黄芩　4. 天龙　5. 茵陈　6. 木香　7. 三七　8. 龙葵　9. 川楝子　10. 生麦芽　11. 预知子　12. 郁金　13. 广藿香　14. 土贝母　15. 法半夏　16. 豆蔻　17. 枸杞子　18. 枯矾　19. 醋鳖甲　20. 胆南星　21. 鸡内金　22. 白芍　23. 九节茶　24. 姜厚朴　25. 大腹皮　26. 甘草　27. 醋五灵脂　28. 柴胡　29. 石见穿　30. 浙贝母　31. 天花粉　32. 醋延胡索　33. 滑石　34. 醋香附　35. 海金沙　36. 百合　37. 白花蛇舌草　38. 蒲公英　39. 徐长卿　40. 当归　41. 砂仁　42. 玄参　43. 姜黄　44. 制天南星　45. 猫人参

图6-2　用药频率＞10%的单味中药

位生存时间分别是32.4、9.8和6.1个月（$P=0.008$，图6-3C）。这些结果表明清热利湿解毒组的患者预后较好，说明高效组（生存时间＞25月）的患者可能更倾向于接受清热解毒利湿的中药治疗。因此，我们计算了不同中药治疗组的生存构成比，结果显示在清热利湿解毒组和活血化瘀组中，生存时间＞25个月的患者分别占53%和28%，而补气温阳组的患者生存都小于25个月（$P<0.001$，图6-3D）。

胰腺癌恶性程度极高，发病率几乎等于死亡率。胰腺癌患者的预后很差，5年生存率5%左右[5]。我们回顾性地研究了107例胰腺癌患者并且观察了中药治疗胰腺癌的疗效。

COX比例风险回归结果显示升高的CA19-9（$P=0.048$），≥3次的化疗（$P=0.014$）和中药治疗（$P<0.001$）是胰腺癌患者独立的预后因素。中药治疗的生存风险率是0.419，95%的可信区间是0.261～0.671。

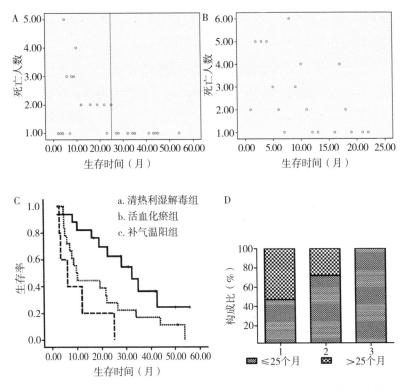

A. 中药组死亡病例分布散点图　B. 非中药组死亡病例分布散点图　C. 接受不同辅助中医治疗方法患者的生存分析　D. 不同辅助中医治疗方法疗效构成比。

图6-3　不同用药组疗效分析示意图

　　既往的临床研究表明，中药治疗是胰腺癌肝转移的一个独立的保护因素。中药组的中位生存时间是5.4个月，1年的生存率是21.9%，而非中药组的中位生存时间是3.9个月，1年生存率是4.8%[15]。我们的研究也表明中药治疗能够改善胰腺癌患者的预后，中药组患者的生存时间更长，其中位生存时间是19个月，而非中药组为8个月。另外，2组1年、2年的生存率分别为54.9%、38.2%和30.4%、6.6%。值得注意的是中药组3年的生存率是

24.4%，而在非中药组没有患者生存超过3年。这些结果表明中药治疗胰腺癌的有效性。

另外，亚组分析表明，接受中西医结合治疗的患者预后最好，其中位生存时间是19个月。单纯接受中药和西医治疗的患者的中位生存时间分别为16个月和8个月。虽然单纯中药组和单纯西医组的生存时间没有统计学意义（P=0.075），但是对于那些不能接受西医治疗的患者来说，中药治疗是一个很好的选择。这些结果表明多学科治疗包括中医、西医治疗对胰腺癌患者来说是希望，另一项研究也证明了多学科治疗可以延长胰腺癌肝转移患者的生存时间[15]。

我们接下来分析中药组的特点，进一步地探讨中药的有效性。首先，中药组患者处方中用药频率最高的3味药是商陆、薏苡仁和黄芩。这3味药用于抗肿瘤的治疗已经有几千年的历史[20-22]，其中薏苡仁是处方中用来治疗胰腺癌的一个重要药物。薏苡仁属于禾本科，在肿瘤进展的各个时期都有预防作用[21]。另外，许多治疗胰腺癌的传统中药处方中都含有薏苡仁，比如清胰化积汤[23-24]。康莱特注射液就是从薏苡仁中提取出来的，它是一种新型的双相广谱抗癌药[25]，美国食品药品监督管理局（FDA）已经批准该药的Ⅱ期的临床试验，目的是为了验证康莱特注射液联合吉西他滨治疗胰腺癌的有效性。实验研究关于薏苡仁的抗肿瘤机制包括细胞周期的阻滞和凋亡诱导作用[26]。

其次，我们的研究进一步分析了不同的辅助中医治疗方法与生存时间的关系。胰腺癌基本的治疗原则是清肝化湿，3种辅助中医治疗方法为清热利湿解毒、活血化瘀和补气温阳。3组的中位生存时间分别为32.4、9.8和6.1个月。接受清热利湿解毒辅助治法的患者生存时间比接受活血化瘀和补气温阳治疗的患者生存时间延长，而补气温阳治疗组的生存时间最短。虽然补气温阳的治法能够改善患者的身体机能[27-29]，但是这也恰恰反映出这些患者的一般情况较差，对中药治疗不敏感。

我们的研究存在一些不足之处。第一，我们的研究是一个小样本的回顾性观察研究，应该进行大量的多中心前瞻性随机对照试验来比较传统的西医和中医治疗的疗效。第二，我们没有根据患者的分期进行亚组分析，原因有4点：（1）病例数太少而不能再根据分期进行亚组分析；（2）在这个研究中，分期不是一个独立的预后因素；（3）各组的基线比较是没有差别的；（4）各个分期的胰腺癌预后都较差。当然，我们的研究也有优势：首先我们证实了中药治疗可以改善胰腺癌患者的预后，而目前关注与中药治疗胰腺癌的临床研究基本没有；另外我们的研究表明不同的中医治疗方法会影响中药治疗的效果，这是我们在开具中药处方时值得注意的一点。

我们的研究结果表明中药治疗能够改善胰腺癌患者的预后，并且接受中西医结合治疗的胰腺癌患者预后最好。而且我们发现不同的中医治疗原则会影响中药治疗的效果。

参考文献

［1］Siegel R，Ma J，Zou Z，et al. Cancer statistics，2014[J]. CA Cancer J Clin，2014，64：9-29.

［2］Malvezzi M，Bertuccio P，Levi F，et al. European cancer mortality predictions for the year 2013[J]. Ann Oncol，2013，24：792-800.

［3］Kelsen DP，Portenoy R，Thaler H，et al. Pain as a predictor of outcome in patients with operable pancreatic carcinoma[J]. Surgery，1997，122：53-9.

［4］Shaib YH，Davila JA，El-Serag HB. The epidemiology of pancreatic cancer in the United States：changes below the surface[J]. Aliment Pharmacol

Ther, 2006, 24: 87-94.

[5] Sener SF, Fremgen A, Menck HR, et al. Pancreatic cancer: a report of treatment and survival trends for 100, 313 patients diagnosed from 1985-1995, using the National Cancer Database[J]. J Am Coll Surg, 1999, 189: 1-7.

[6] Vincent A, Herman J, Schulick R, et al. Pancreatic cancer[J]. Lancet, 2011, 378: 607-20.

[7] Pawlik TM, Laheru D, Hruban RH, et al. Evaluating the impact of a single-day multidisciplinary clinic on the management of pancreatic cancer[J]. Ann Surg Oncol, 2008, 15: 2081-8.

[8] Yang GY, Wagner TD, Fuss M, et al. Multimodality approaches for pancreatic cancer[J]. CA Cancer J Clin, 2005, 55: 352-67.

[9] Lee YW, Chen TL, Shih YR, et al. Adjunctive traditional Chinese medicine therapy improves survival in patients with advanced breast cancer: a population-based study[J]. Cancer, 2014, 120: 1338-44.

[10] Xu Y, Zhao AG, Li ZY, et al. Survival benefit of traditional Chinese herbal medicine （a herbal formula for invigorating spleen） for patients with advanced gastric cancer[J]. Integr Cancer Ther, 2013, 12: 414-22.

[11] Guo H, Liu JX, Xu L, et al. Traditional Chinese medicine herbal treatment may have a relevant impact on the prognosis of patients with stage IV adenocarcinoma of the lung treated with platinum-based chemotherapy or combined targeted therapy and chemotherapy. Integrative cancer therapies, 2011, 10: 127-37.

[12] Man Y N, Liu X H, Wu X Z. Chinese medicine herbal treatment based on syndrome differentiation improves the overall survival of patients with unresectable hepatocellular carcinoma[J]. Chinese journal of integrative medicine, 2015, 21: 49-57.

[13] Liszka L, Pajak J, Mrowiec S, et al. Age distribution patterns of patients with conventional ductal adenocarcinoma of the pancreas. A single-institution study of 580 cases re-evaluated using current histopathological diagnostic criteria[J]. Pol J Pathol, 2010, 61: 65-77.

[14] Li Y, Ellis K L, Ali S, et al. Apoptosis-inducing effect of chemotherapeutic agents is potentiated by soy isoflavone genistein, a natural inhibitor of NF-κB in BxPC-3 pancreatic cancer cell line[J]. Pancreas, 2004, 28: e90-e95.

[15] Ouyang H, Wang P, Meng Z, et al. Multimodality treatment of pancreatic cancer with liver metastases using chemotherapy, radiation therapy, and/or Chinese herbal medicine[J]. Pancreas, 2011, 40: 120.

[16] Grivennikov SI, Greten FR, Karin M. Immunity, inflammation, and cancer[J]. Cell, 2010, 140: 883-899.

[17] Sorensen HT, Mellemkjaer L, Olsen JH, et al. Prognosis of cancers associated with venous thromboembolism[J]. N Engl J Med, 2000, 343: 1846-1850.

[18] Yang L, Yamagata N, Yadav R, et al. Cancer-associated immunodeficiency and dendritic cell abnormalities mediated by the prostaglandin EP2 receptor[J]. J Clin Invest, 2003, 111: 727-735.

[19] Yu R, Hong H. Cancer Management with Chinese Medicine[D]. World Scientific, 2012.

[20] Ravikiran G, Raju A, Venugopal Y. Phytolacca americana: A Review[J]. Int J Res Pharma Biomed Sci, 2011, 2: 942-946.

[21] Kuo CC, Chen HH, Chiang W. Adlay (yi yi; "soft-shelled job's tears"; the seeds of Coix lachryma-jobi L. var. ma-yuen Stapf) is a Potential Cancer Chemopreventive Agent toward Multistage Carcinogenesis Processes[J]. J Tradit Complement Med, 2012, 2: 267-275.

[22] Donald G, Hertzer K, Eibl G. Baicalein—an intriguing therapeutic phytochemical in pancreatic cancer[J]. Current drug targets, 2012, 13: 1772.

[23] Yin J H, Shi W D, Zhu X Y, et al. Qingyihuaji formula inhibits progress of liver metastases from advanced pancreatic cancer xenograft by targeting to decrease expression of Cyr61 and VEGF[J]. Integrative cancer therapies, 2012, 11: 37-47.

[24] Wang P, Chen Z, Meng Z Q, et al. Ski acts as therapeutic target of qingyihuaji formula in the treatment of SW1990 pancreatic cancer[J].

Integrative cancer therapies，2010，9：50-8.

［25］Lu Y，Wu LQ，Dong Q，et al. Experimental study on the effect of Kang-Lai-Te induced apoptosis of human hepatoma carcinoma cell HepG2[J]. Hepatobiliary Pancreat Dis Int，2009，8：267-72.

［26］Bao Y，Yuan Y，Xia L，et al. Neutral lipid isolated from endosperm of Job's tears inhibits the growth of pancreatic cancer cells via apoptosis，G2/M arrest，and regulation of gene expression[J]. Journal of gastroenterology and hepatology，2005，20：1046-53.

［27］Tatsumi K，Shinozuka N，Nakayama K，et al. Hochuekkito improves systemic inflammation and nutritional status in elderly patients with chronic obstructive pulmonary disease[J]. Journal of the American Geriatrics Society，2009，57：169-70.

［28］Ko K M，Leon T，Mak D，et al. A characteristic pharmacological action of "Yang-invigorating" Chinese tonifying herbs：enhancement of myocardial ATP-generation capacity[J]. Phytomedicine，2006，13：636-42.

［29］Ko KM，Leung HY. Enhancement of ATP generation capacity，antioxidant activity and immunomodulatory activities by Chinese Yang and Yin tonifying herbs[J]. Chinese medicine，2007，2：3.

● 胆囊癌治疗验案

病例35 胆囊癌，胰腺、十二指肠及肝转移

【摘要】

2006.09发现胆囊癌累及胰腺及十二指肠，术后残存恶性病灶，化疗多周期，2007.11确诊肝转移，射波刀联合化疗。2008.04起予中药治疗，期间出现肝、骨转移，联合射波刀及化疗。最后一次西医治疗为2011.10，之后单纯中药治疗至今，肿瘤稳定。

【中医疗效评估】

荷瘤2011.10—2015.05单纯中药治疗，肿瘤稳定。

基本信息

姓名	性别	年龄	住院号	联系电话	籍贯
徐LF	男	57岁	199573	138××××9088	天津市河西区

【基本病史】

患者于2006.09.04因"右上腹隐痛，渐进性皮肤巩膜黄染2周"就诊于天津市南开医院，考虑为胆管癌。于2006.09.07行胰十二指肠切除术（Child法），切除胃窦部、胆囊、胆总管下端、胰头部和全部十二指肠。术后病理于天津市肿瘤医院会诊为胆囊中低分化腺癌，浸出浆膜，累犯胰腺，累犯十二指肠外膜及肌层，胆总管断端（－），淋巴结转移1/4。患者术后未行放化疗，术后恢复良好，为行术后辅助化疗入天津市肿瘤医院，PET-CT考虑为病灶残存恶性；右侧甲状腺良性病变。后予"健择联合希罗达"化疗5周期，出现Ⅰ度胃肠道反应，Ⅱ度骨髓抑制，疗效SD。并腹腔病变射波刀治疗，病情平稳，体重未见明显减轻。

2006.12.12 PET-CT提示局部代谢减低或活性被抑制；胰颈略增粗，相应PET显示放射性浓聚程度较前减低。上腹部强化CT示："胆囊癌术后"胆囊缺如，局部未见明显复发征象，肝门区胆管壁略厚。肝脏大小形态可，肝Ⅵ段低衰灶，余实质强化未见确切结节或肿块。右肾下极低密度灶，直径约0.7cm，无明显强化，考虑囊肿。2007.03.13 PET-CT胆囊癌术后胰颈略增粗，相应PET显示放射性浓聚较前减低。余同2006.12.21。2007.03.16行希罗达单药化疗3周期。

2007.07.05 PET-CT：胰颈略增粗，放射性浓聚较前减低。

2007.11.13 CT：胆囊癌术后改变，肝左外叶结节，考虑为转移。PET-CT：肝左叶结节，考虑为转移，予GEMOX方案化疗1周期，Ⅱ度消化道反应、Ⅱ度骨髓抑制。

2007.11.21超声引导下肝左叶肿物周围穿刺置入金标。于2007.12.3转入放疗科行射波刀立体定向放射治疗定位后给予肝左叶结节立体定位放射治疗DT42Gy/3f。患者无明显放疗反应，予GEMOX方案化疗2周期，Ⅲ度骨髓抑制。PET-CT考虑肺部转移。予头孢他啶抗感染治疗后胸CT双肺未见明确肿物结节。

2008.12.10入放疗科行新发转移灶（复习2008.03 CT可见此转移灶）立体定向放疗DT42Gy/3F，2008.12.10强化CT（108055）"胆囊癌术后"肝左叶可见致密影，周围见金属伪影，肝左叶内侧段结节，界清，增强后呈中等环形强化，最大径约2.8cm×2.5cm。肝内胆管少量积气，肝门区胆管稍扩张，壁厚。肝门下方及胰头周围软组织增厚。胰管扩张，胰体尾萎缩。右肾局限性类圆形低密度灶，边缘光滑。2008.12.11查CEA8.30μg/L H AFP 5.62μg/L。

2010.05发现胸壁正中凸出肿物，大小4cm×5cm，无压痛，渐进性增大，2010.06.08行胸部CT：与2009.11.16PET-CT比较，右前胸壁软组织肿物，伴纵隔内淋巴结多发肿大，骨质情况请结合ECT检查，其余未见明显变化。2010.06.11入院行PEC-CT检查考虑纵隔淋巴结转移，骨转移，因一般情况差，未能化疗，予口服中药治疗。2010.07.07入院行纵隔适形放疗。2010.09—2010.10予尼妥珠单抗+吉西他滨化疗2周期，后出现Ⅲ度骨髓抑制。2011.05.24再次入院，行CT示：右肺浸润实变较前有所吸收，其余未见明显变化。予升白抗炎抗骨转移治疗后出院。2011.09—2011.10行吉西他滨化疗2周期。2014.08发现腮腺肿物，门诊就诊考虑胆囊癌术后腮腺区转移。2014.11.13全麻下行右腮腺浅叶及肿物切除术，术后病理示：warthin瘤。

【瘤科情况】

病史：胆囊癌术后肝转移放疗后6年余。

病理：胆囊中低分化腺癌，浸出浆膜，累犯胰腺，累犯十二指肠外膜及肌层，淋巴结转移1/4。

【理化检查】

检查时间	检查项目	结果描述
2006.09.05	B超	胆总管下段肿物4.2cm×2.6cm，考虑为胆管癌，胆囊底部壁增厚，胆总管中上段扩张
2006.09.27	南开医院病理与笔者医院会诊	胆囊中低分化腺癌，浸出浆膜，累犯胰腺，累犯十二指肠外膜及肌层，胆总管断端（-），淋巴结转移1/4
2006.10.13	强化CT	肝脏未见异常。脾脏8~9个肋单元。"胆囊癌术后"，原手术区相当胆囊及壶腹区软组织增厚，与邻近十二指肠粘连，CT值43Hu，增强后呈不均匀强化。残存胰头及胰体增粗，CT值43Hu，增强后未见明显强化，周围脂肪层混浊。双肾及双输尿管未见明显异常。腹膜后未见明显肿大淋巴结
2006.10.13	PET-CT	①"胆囊癌"术后，原手术区相当胆囊及壶腹区软组织增厚，临近残存十二指肠粘连，残存胰头、胰体增粗，相应PET显示异常放射性浓聚，考虑为病灶残存恶性；②右侧甲状腺增大，其内见低密度灶，相应PET显像未见异常放射性浓聚，考虑为良性病变，其余全身未见明显异常；③脾脏8~9个肋单元

续表

检查时间	检查项目	结果描述
2006.12.12	PET-CT	"胆囊癌术后、放化疗后，与2006.10.13比较：①相当原手术区结构欠清，未见明显放射性浓聚，提示局部代谢减低或活性被抑制；②胰颈略增粗，相应PET显示放射性浓聚程度较前减低。
2006.12.21	强化CT	"胆囊癌术后"胆囊缺如，局部未见明显复发征象，肝门区胆管壁略厚。肝脏大小形态可，肝Ⅵ段低衰灶，余实质强化未见确切结节或肿块。脾饱满未见异常强化。胰腺及左肾未见确切异常。右肾下极低密度灶，直径约0.7cm，无明显强化，考虑囊肿，建议观察。腹腔内及腹膜后未见明显肿大淋巴结。无腹水征象
2007.03.13	PET-CT	胆囊癌术后胰颈略增粗，相应PET显示放射性浓聚较前减低。余同2006.12.21
2007.07.05	PET-CT	胰颈略增粗，放射性浓聚较前减低
2007.11.13	CT	胆囊癌术后改变，肝左外叶结节，考虑为转移
2007.11.13	PET-CT	肝左叶结节，考虑为转移
2008.03.21	强化CT	肝左叶金标周围强化灶，建议观察；左肺下叶小片状及索条，检查胸部CT
2008.04.01	强化CT	①"肝左外叶转移射波刀治疗后"肝左外叶可见金属卡影，肿物未见明显显示；②脂肪肝；③胰体尾萎缩，胰管略扩张
2008.04.01	PET-CT	左肺下叶后基底段近胸膜下结节，相应PET显示异常放射性浓聚，考虑转移
2008.04.10	CT	（抗感染治疗后）双肺野清晰，未见明确肿物结节

续表

检查时间	检查项目	结果描述
2008.12.10	CT	"胆囊癌术后"，肝左叶可见致密影，周围见金属伪影，肝左叶内侧段结节，边界尚清晰，增强后呈中等环形强化，最大径约2.8cm×2.5cm。肝内胆管少量积气。肝门区胆管稍扩张、壁厚。肝门下方及胰头周围软组织增厚。胰管扩张，胰体尾萎缩。右肾局限类圆形低密度灶，边缘光滑清晰
2009.1.12	MR强化	胆囊癌肝转移射波刀治疗后1个月，肝脏信号增粗，肝左叶内侧段信号不均匀，可见呈稍长T1稍长T2信号影，增强后呈轻度环形强化，直径约1.2cm；胆囊区结构不清。胰管扩张
2009.6.1	MR强化	与2009.01.12比较：肝脏左叶病灶范围稍有增大，其余同前
2009.9.16	MR强化	与2009.06.01比较未见明显变化
2009.11.16	PET-CT	与2008.04.01 PET-CT比较：①"肝左外叶转移射波刀治疗后"肝左外叶金属卡前外侧密度不均，PET显像略见放射性浓聚，提示局部代谢提高；②脂肪肝程度较前减轻；③原左肺下叶近胸膜下结节，此次未见明确显示；④右肾囊肿
2011.09.02	CT强化	右上肺近纵隔旁可见实变、浸润及索条影，内伴含支气管征，其余肺野尚清。增强观察纵隔内上腔静脉后气管前软组织增厚，其余纵隔内及双腋下未见明显肿大淋巴结，双肺门不大，右侧胸腔积液，胸骨右前胸壁可见软组织结节，与周围肌肉分界不清，临近胸骨骨质密度不均，所见肝脏密度略减低，胆囊窝处可见金属密度影，脾稍大
2012.02.29	CT强化	与2011.09.02胸CT比较：右侧胸水减少，其余未见明显变化
2012.03.26	ECT	未见明显骨转移影像

续表

检查时间	检查项目	结果描述
2013.09.16	CT强化	①与2012.2.29胸CT比较整体未见明显变化；②"胆囊癌术后"改变，肝内外胆管扩张积气；③肝右叶稍低密度影，不除外转移，建议MRI检查；④双肾多发囊肿

【治疗经过】

住院	时间	手术	放疗	化疗	靶向	生物	中药	评估
1	2006.10.11—2006.11.16			√				
2	2006.11.24—2006.12.29	√		√				
3	2007.01.06—2007.02.13			√				
4	2007.03.08—2007.04.11			√				
5	2007.04.18—2007.05.16			√				PR
6	2007.07.02—2007.07.09			√				
7	2007.11.12—2007.12.17		√	√				
8	2008.01.02—2008.03.03			√				
9	2008.03.17—2008.04.16							抗感染
10	2008.12.10—2008.12.18		√					
11	2010.07.07—2010.08.27		√					
12	2010.10.07—2010.10.29			√	√			SD
13	2011.05.24—2011.06.23						√	
14	2011.09.13—2011.09.23			√				
15	2011.10.10—2011.10.24			√				
16	2014.11.10—2014.11.17	√						

注：PR：部分缓解，即肿瘤病灶的最大直径及其最大的垂直横径的乘积缩小50%以上，无新病灶出现，维持4周以上。

【化学治疗】

开始时间	化疗方案	化疗周期	评估
2006.10.18			
2007.02.13	健择 1.6g d1 希罗达1.5g bid d1~14	5	
2007.03.16	卡培他滨1.5g bid d1~14	3	
2007.11.15			
2008.01.10			
2008.02.14	健择 1.8g d1，11 奥沙利铂200g d1	3	

注：dx为化疗第x天用药，dy~z为化疗第y天到第z天每天用药，Bid 1天2次。

【中药治疗】

四诊资料

面色紫暗，胁肋部胀痛灼热，胸闷腹胀，身热倦怠，口渴肢酸，食欲不振，抑郁烦躁，舌红，苔厚腻，脉弦滑。

治疗处方

2008.04.14		茵陈 30g 豆蔻 6g 藿香 10g 黄芩 10g 土茯苓 30g 三七 9g 乌蛇 10g 郁金 30g 穿山甲 10g 醋鳖甲 10g 八月札10g 醋商陆 10g 麦芽 30g 薄荷 6g 土鳖虫 6g 牡蛎 30g 炒薏苡仁 60g
2008.04.23	加	柴胡 24g 莪术 10g 浙贝母 10g 鸡内金 10g
	减	茵陈30g 豆蔻6g 藿香10g 薄荷6g 乌蛇10g 郁金30g
2008.05.14	加	茵陈 30g 石见穿 30g 半边莲 30g 豆蔻 6g 薄荷 6g
	减	柴胡 24g 醋商陆 10g
2008.05.21	加	金钱草 30g 海金沙 15g 醋商陆 10g 郁金 20g 蜈蚣 3g 海藻 10g
	减	土茯苓 30g 炒薏苡仁 60g

2008.06.04	加	木香 6g　旋覆花 6g　枳壳 6g　茜草 30g
	减	穿山甲 10g　麦芽 30g　土鳖虫 6g　鸡内金 9g　豆蔻 6g　薄荷 6g　蜈蚣 3g　海藻 10g
2008.06.11	加	茵陈 30g　豆蔻 6g　藿香 10g　薄荷 6g　仙鹤草 30g
	减	枳壳 6g　醋商陆 10g　杏仁 10g
2008.06.18	加	醋商陆 10g
2008.06.25	加	夏枯草 30g
	减	仙鹤草 30g　麦芽 30g
2008.07.09	加	泽泻 30g
2008.07.23	加	防己 30g　杜仲 20g　土茯苓 30g
	减	金钱草 30g　泽泻 30g
2008.08.11	加	鸡内金 10g　白花蛇舌草 30g
2008.08.25	加	萆薢 20g
	减	三七 9g
2008.09.08	加	麦芽 30g　明矾 1g
	减	茜草 30g　广藿香 10g　醋商陆 10g　萆薢 20g
2008.09.22	加	醋商陆 10g　桑寄生 30g
	减	麦芽 30g
2008.10.06	加	广藿香 10g　麦芽 30g
	减	防己 30g　桑寄生 30g　三七 6g　茜草 30g
2008.10.20	加	薏苡仁 60g
	减	莪术 10g　海金沙 15g　萆薢 20g　三七 6g　薄荷 6g　醋商陆 10g　麦芽 30g
2008.11.03	加	葛根 10g　麦芽 30g
	减	杏仁 10g

续表

2008.11.17	加	威灵仙 10g 三七 6g
2008.12.03	加	制天南星 6g
	减	葛根 10g 夏枯草 30g 威灵仙 10g
	减	麦芽 30g
2009.01.07	加	商陆 10g
	减	生牡蛎 30g
2009.01.19	加	炒薏苡仁 100g
	减	浙贝 20g 生薏苡仁 60g 三七 6g 制天南星 6g
2009.02.04	原方不变	
2009.02.23	加	龙葵 15g
	减	土茯苓 45g
2009.03.11	加	土茯苓 45g 制南星 6g
	减	八月札 10g 藿香 10g
2009.03.26	加	广藿香 10g 海金沙 10g 牡蛎 20g 天龙 3g 浙贝 20g
	减	杜仲 20g 金钱草 30g
2009.04.10	加	三七 2g
2009.04.23	加	桑寄生 30g 炒杜仲 10g
	减	醋商陆 10g
2009.05.08	原方不变	
2009.05.22	加	预知子 10g 醋商陆 10g
	减	天龙 3g
2009.06.05	加	射干 10g 石韦 10g 天龙 3g 土鳖虫 6g
	减	醋鳖甲 10g 旋覆花 10g 炒杜仲 10g
2009.06.26	加	蜂房 10g
2009.07.10	加	马鞭草 30g

2009.07.24	加	九节茶 10g			
2009.08.07	加	醋五灵脂 10g　瞿麦 30g			
	减	薏苡仁 60g　桑寄生 15g			
2009.08.21	加	凌霄花 6g			
	减	黄芩 10g			
2009.09.04	加	天花粉 10g　海藻 10g			
	减	马鞭草 30g			
2009.09.18	原方不变				
2009.09.25	原方不变				
2009.10.09	加	威灵仙 10g　车前子 30g			
	减	三七 2g　石韦 10g　九节茶 30g			
2009.10.23	原方不变				
2009.11.06	加	蟾衣 3g　川楝子 10g			
	减	浙贝母 10g　海藻 10g			
2009.11.27	加	炮山甲 6g			
	减	广藿香 10g　醋五灵脂 10g　威灵仙 10g　蜂房 10g　天花粉 10g　马鞭草 30g　川楝子 10g			
2009.12.11	加	广藿香 10g　川楝子 10g　法半夏 30g　黄芩 10g　薏苡仁 30g　竹茹 10g　猫人参 30g			
	减	炮山甲 6g			
2009.12.25	加	三七 2g			
	减	瞿麦 10g			
2010.01.08	原方不变				
2010.01.22	原方不变				
2010.02.05	原方不变				

日期	加/减	药物
2010.02.11	加	醋莪术 10g
	减	射干 10g
2010.03.05	加	制天南星 6g
	减	醋商陆 10g　胆南星 6g
2010.03.25	加	水蛭 3g
2010.04.09	加	夏枯草 30g　徐长卿 10g　菊花 30g　桑叶 30g
	减	牡蛎 20g　预知子 10g　蝉衣 3g　车前草 30g　竹茹 10g　制天南星 6g
2010.04.23	加	炒建曲 10g　太子参 30g　麦芽 30g
	减	茜草 10g　醋莪术 10g　三七 2g　薏苡仁 30g
2010.05.07	加	炒栀子 10g　浙贝母 30g　三七 2g
	减	夏枯草 30g　猫人参 30g　水蛭 3g　炒建曲 10g
2010.05.21	加	牡丹皮 10g　青皮 6g　陈皮 6g　白芍 10g　泽泻 10g　姜黄 6g
	减	茵陈 30g　豆蔻 6g　广藿香 10g　黄芩 10g　川楝子 10g
2010.06.04	加	山慈姑 6g　瓜蒌 20g

讨论

中医典籍虽无胆囊癌的名称，根据本病的临床主要症状及体征，古代中医典籍记载中的"癥瘕""胁痛""黄疸"及"腹痛"等疾病与本病类似。《灵枢·胀论》篇中有"胆胀者，胁下胀痛""肝胀者，胁下满而痛引少腹"的记载。汉代《伤寒论·太阳病》描述"结胸证"的症状是："膈内疼痛、拒按、气短、心下部坚硬胀满、身发黄"等，与胆囊癌颇为相似。胆囊癌其病机为肝胆失于疏泄，脾胃虚弱，癌毒秉虚侵入人体，气滞、血瘀、湿毒互结而发病。病属虚实夹杂难治之证，以虚为本，毒瘀湿阻为标。临床上可因人因时出现不同证候表现或诸证兼杂。

医学认为胆附于肝，与肝相为表里。凡气血郁积胆腑，湿热瘀结中焦，必影响肝的疏泄和胆的中清、通降功能。加之患者有肝转移，证属少阳厥阴表里同病，因此甘露消毒丹（《医效秘传》）的基本方贯穿始终，茵陈清热利湿而功擅退黄，豆蔻、藿香为芳香之品可辟秽化浊，宣湿浊之壅滞，令湿行而气畅。鳖甲、穿山甲、牡蛎则源于《温疫论》中三甲散，乃厥阴之方，以软坚化积、平肝潜阳，扶正不恋邪，达邪不伤正。兼顾肿瘤痰瘀互结之病机，以乌蛇、三七、土鳖虫破血消癥；醋商陆、薏苡仁、牡蛎、醋鳖甲皆可化痰散结。

随后结合患者口苦咽干、不欲饮食、脉弦滑等相关四诊资料，考虑"胆病以肝求之"肝气郁结不解，也是病因之一。处方曾将甘露消毒丹改以小柴胡汤（《伤寒论》）为基本方，柴胡舒畅肝胆经气之郁滞，配黄芩使邪热外透内清，共解少阳之邪。配以浙贝母化痰散结兼以疏肝，莪术主入肝经，破血行气兼以止痛。

治疗期间，因脾胃气虚，不能制约肾水，下焦气化失常，湿热壅滞，水溢下焦，腰以下为肿也，故融入牡蛎泽泻散（《伤寒论》）中牡蛎咸寒走肾，敛心阳以下交；商陆、海藻软坚以入血，破痰饮、利水湿。另外，根据患者四诊资料，随症加减。土茯苓、薏苡仁、浙贝、天南星以利湿化痰；蜈蚣、天龙、土鳖虫等虫类以破血逐瘀、攻毒散结；配合太子参、桑寄生、半夏、葛根、仙鹤草等补脾肾养气血之品以攻补兼施、扶正祛邪。整个治疗过程中，辨病与辨证相结合，确定基本方，兼顾临床症状的变化随症加减，患者坚持服药2年余，生存期显著延长。

附方

1. 甘露消毒丹（《医效秘传》）：飞滑石十五两，绵茵陈十一两，淡黄芩十两，石菖蒲六两，川贝母五两，木通五两，藿香四两，射干四两，连翘四两，薄荷四两，白豆蔻四两。

2. 三甲散（《瘟疫论》）：鳖甲、龟甲（并用酥炙黄为末，如无酥，各以醋炙代之）各3克，穿山甲（土炒黄，为末）1.5g，蝉蜕（洗净，炙干）1.5g，僵蚕（白硬者，切，生用）1.5g，牡蛎（煅为末）1.5g，䗪虫3个（干者擘碎，鲜者杵烂，和酒少许，取汁入汤药同服，其渣入诸药同煎），白芍（酒炒）2.1g，当归1.5g，甘草0.9g。

3. 小柴胡汤（《伤寒论》）：柴胡30g，黄芩、半夏、生姜（切）、人参、甘草（炙）各9g，大枣（擘）4枚。

4. 牡蛎泽泻散（《伤寒论》）：牡蛎（熬）、泽泻、葶苈子（熬）、商陆根（熬）、海藻（洗去咸）、蜀漆（暖水洗去腥）、瓜蒌根各等分。上7味，分别捣碎，下筛为散，更于臼中研之。白饮和服1克，日服3次。

病例36 乳腺癌术后10年，胆囊癌术后6年余

【摘要】

患者2005.10行乳腺癌切除术，术后多次化疗，具体不详。2008.10发现胆管下段癌，手术切除，病理分期为ⅢA期，术后行GEMOX方案化疗6周期。2011.05开始单纯中药预防复发治疗至今，现一般状况良好，复查未见异常征象。

【中医疗效评估】

胆囊癌中晚期，2011.05—2015.05单纯服用中药治疗，肿瘤未复发。

基本信息

姓名	性别	年龄	住院号	联系电话	籍贯
康JL	女	66岁	187502	133××××7122	天津市河西区

【基本病史】

2005.10，患者因乳腺肿物入院，行乳腺癌根治术。术后病理：浸润性导管癌。术后多次化疗，具体药物不详。2008.08患者因上腹胀痛1月，伴皮肤巩膜黄染1周入院。入院后CT和MRI示肝内外胆管扩张，胰头占位。2008.11行剖腹探查+胰十二指肠切除术。术后病理：胆管下段腺管癌Ⅱ级，浸出浆膜达胰腺，淋巴结（－）。

2009.01.08—2009.05.19予GEMOX方案化疗6周期。2009.05.18复查CT，未见复发征象。2011.05开始单纯中药预防复发治疗至今。

【瘤科情况】

病史：乳腺癌术后10年，胆囊癌术后6年余。

病理：胆管下段腺管癌Ⅱ级，浸出浆膜，达胰腺组织，上、下切断（－），大网膜（－），区域淋巴结未见癌转移0/8。慢性胆囊炎。

【理化检查】

时间	检查项目	结果
2008.10.27	上腹CT	肝脏平扫未见异常密度，肝内胆管扩张，胆囊增大，胆总管扩张，壶腹区软组织增厚，与肠管和胰头分界不清，双肾未见异常强化，脾不大，未见腹水

时间	检查项目	结果
2008.10.27	上腹 MRCP	肝内外胆管呈"软藤样"扩张，胆总管最大内径约1.8cm，胆总管下端呈"漏斗样"狭窄。胆囊未见明显增大，后部信号略低。胰管未见扩张
2008.11.10	病理	胆管下段腺管癌Ⅱ级，浸出浆膜，达胰腺组织，上、下切断（-），大网膜（-），区域淋巴结未见癌转移0/8。慢性胆囊炎
2009.03.23	上腹CT	"胆管癌术后"改变，胰头局限缺如，术区局部软组织增厚，邻近肠管管壁增厚，与腹壁分界不清，周围脂肪层浑浊，胆囊缺如，腹主动脉周围可见多发小结节，脂肪层清晰，增强扫描门静脉区肝右叶可见小低密度灶，无腹水
2009.5.18	上腹CT	与2009.03.23CT片比较总体变化不显著
2013.03.19	上腹CT	"胆囊癌术后"，胆囊缺如，胃小弯手术金属卡周围组织增厚；十二指肠扩张积气，肝脏大小形态正常，肝实质增强后未见异常密度灶，肝内胆管扩张、积气，胰腺走行自然，实质未见明显异常，胰管未见扩张，脾不大，增强后未见异常密度影，双肾增强后可见双发小低密度灶，未见腹水
2013.10.29	上腹CT	与2013.03.19上腹CT片比较：未见明显变化，随诊复查
2014.09.29	上腹CT	与2013.10.29日片比较：此次增强后肝右叶前出现实性小结节肿物及散在点状低衰灶，不除外转移
2014.12.05	上腹CT	与2014.09.29片比较：原肝脏低衰灶此次未见显示，肝右叶低衰灶，观察或结合其他检查

【治疗经过】

住院次数	时间	手术	放疗	化疗	靶向	生物	中药	评估
1	2005.10.26—2005.11.22	√						
2	2008.10.23—2008.12.04	√						
3~8	2009.01.08—2009.05.19			√				

【化学治疗】

开始时间	化疗方案	化疗周期	评估
2009.01—2009.05	吉西他滨1400mg d1, 8 奥沙利铂150mg d1	6	

【中医中药】

四诊资料

面色晦暗，口干舌燥，胁痛腹胀，情绪抑郁，烦躁易怒，大便干燥难解，舌胖大，苔薄黄，脉弦滑。

中药处方

2011.05.12		郁金10g 土贝母6g 三七6g 木香6g 醋青皮6g 百合10g 天冬10g 天花粉10g 白茅根30g 天龙3g 白芍10g 柏子仁20g 川楝子10g 酒大黄12g 当归10g 阿胶3g 枸杞子10g 夏枯草20g 玄参30g 瓜蒌30g 虎杖30g 黄芪40g 姜黄6g 麦芽15g 煅瓦楞子30g 鸡内金10g 青礞石10g 蟾衣3g 厚朴6g
2011.07.05	加	北沙参30g 地黄10g 茵陈30g
	减	白茅根30g 厚朴6g
2011.08.02	减	黄芪20g
2011.08.19	加	厚朴6g

日期		
2011.11.01	加	醋商陆9g 艾叶6g
	减	柏子仁10g 大黄6g
2011.12.09	加	浙贝母10g
	减	百合10g
2012.01.19	加	酒大黄6g
	减	艾叶6g
2012.04.17	加	猫爪草30g 蟾衣3g
	减	阿胶3g 夏枯草20g 姜黄6g 煅瓦楞子30g
2012.09.25	加	醋鳖甲10g 猫人参30g
	减	浙贝母10g 猫爪草30g
2012.11.22	加	浙贝母10g 麦冬10g
	减	天冬10g 川楝子10g 土贝母6g
2012.12.04	加	茜草30g 仙鹤草30g
	减	郁金10g 厚朴6g 醋青皮6g 麦冬10g 麦芽15g 牡蛎20g 鸡内金10g
2013.02.05	加	蜜紫菀10g 苦杏仁10g 前胡10g 百部10g 法半夏5g
	减	猫人参30g 蟾衣3g 玄参10g 地黄20g 大黄5g
2013.04.05	加	猫人参30g 玄参30g 土贝母10g 干姜10g 川楝子10g 郁金10g 蟾衣3g 生牡蛎15g 大黄5g 天冬10g 生地黄20g 醋青皮10g
	减	茜草30g 蜜紫菀10g 苦杏仁10g 仙鹤草30g 前胡10g 虎杖15g 法半夏5g 百部10g 浙贝母10g
2013.09.02	加	葛根30g
	减	干姜10g 大黄5g

2013.10.15	加	煅瓦楞子30g
	减	醋鳖甲10g
2013.12.10	加	麦冬10g　酒大黄5g
	减	天冬10g
2014.06.24	减	葛根30g
2014.09.25	加	黄芪10g
	减	生牡蛎15g　醋青皮10g
2014.10.24	加	猫爪草30g
	减	三七2g　煅瓦楞子15g
2014.11.07	加	大黄5g
	减	酒大黄5g
2014.11.27	加	蒲公英10g
	减	天花粉10g
2015.01.06	加	天花粉30g
	减	蒲公英10g　麦冬10g

讨论

中医认为，胆附于肝，与肝相为表里。凡气血郁积胆腑，湿热蕴结中焦，必影响肝的疏泄和胆的通降，因此，患者属少阳厥阴表里同病。肝的生理特点是喜条达而恶抑郁，肝失疏泄，则易气逆动火。火热内生，炼液为痰，津液亏虚。方中以化肝煎（《景岳全书》）及礞石滚痰丸（《丹溪心法附余》）为主方加减，醋青皮、白芍、土贝母善解肝气之郁，平气逆而散郁火，川楝子、木香、郁金肝气条达，增强疏肝之力，土贝母亦有抗肿瘤的功效。礞石质重性坠，味咸软坚，长于下气坠痰，且可平肝定惊。辅以泻火通便之酒大黄、瓜蒌、虎杖使实热下泄，痰积通利。肝体阴而用阳，百合、天冬、天花粉、柏子仁、当归、阿胶、枸杞子、白茅根、玄参滋阴养血清热解毒。兼顾肿瘤痰瘀互结之病机，姜黄、三七、天龙行气活血化瘀。夏枯草、蟾衣清热解毒散结。《本草纲目》称："蟾衣，乃其蓄足五脏六腑之精气，吸纳天地阴阳之华宝，如若获之一，一切恶疾，未有不愈"。现代研究也表明蟾衣具有抗肿瘤的功效，可以治疗多种恶性肿瘤，特别是消化道的恶性肿瘤。黄芪、麦芽、煅瓦楞子、鸡内金、厚朴扶正补虚、理气健脾，以攻补兼施。

随后患者肝肾阴虚症状加重，加北沙参、生地黄和前面的当归、麦冬、枸杞子、川楝子组成一贯煎（《续名医类案》），以滋阴疏肝。2014.03.25患者出现咳嗽，加蜜紫菀、苦杏仁、前胡、百部、法半夏，化痰降逆止咳。减猫人参、蟾衣、玄参、地黄、大黄等寒凉有毒滋腻之品。2014.04.29茜草、蜜紫菀、苦杏仁、仙鹤草、前胡、虎杖、法半夏、百部、浙贝母，患者咳嗽好转减去止咳化痰之品，继续以抗肿瘤为主，方中加猫人参、蟾衣、土贝母等抗癌之品。患者病情稳定，术后处方以对症加减为主。患者坚持服药4年余，生存期显著延长。

附方

1. 化肝煎（《景岳全书》）：青皮、陈皮、芍药各6g，牡丹皮、栀子（炒）、泽泻（血见下部者用甘草代之）各4.5g，土贝母6~9g。

2. 礞石滚痰丸（《丹溪心法附余》）：大黄（酒蒸）、片黄芩（酒洗净）各240g，礞石（捶碎，同焰硝30g，投入小砂罐内盖之，铁线缚定，盐泥固济，晒干，火煅红，候冷取出）30g，沉香15g。

3. 一贯煎（《续名医类案》）：北沙参、麦冬、当归身各9g，生地黄18～30g，枸杞子9～18g，川楝子4.5g。

● 胰腺癌治疗验案

病例37　胰腺癌、胰周淋巴结转移及多发肝转移

【摘要】

患者于2012.09诊断为胰腺癌、胰周淋巴结转移及多发肝转移，化疗2周期，因医保原因未行其他西医抗肿瘤治疗。2012.12中药治疗至今，肿瘤得到控制，病情稳定，一般状况良好。

【中医疗效评估】

荷瘤2012.12—2015.05单纯中药治疗，肿瘤病情稳定。

基本信息

姓名	性别	年龄	住院号	联系电话	籍贯
徐T	男	51岁	323091	159××××2483	天津市和平区

【基本病史】

2012.09患者因体检时发现肝脏占位，行PET-CT检查：肝内多发低密度占位，胰腺尾部增大并密度稍示减低，考虑胰腺恶性肿瘤并肝脏多发转移可能性大，必要时穿刺活检；胰腺周围淋巴结增大并代谢轻度增高，多考虑淋巴结转移。但患者惧怕穿刺，拒绝取病理，要求在无病理情况下行化疗，2012.09—2012.10予恩度联

合GP方案化疗2周期，2012.11因医保原因未行治疗。2012.12中药治疗至今，2014.11.20随访，患者病情稳定，一般状况良好。

【瘤科情况】

病史：发现胰腺占位两年半。

病理：无。

【西医检查】

时间	检查	结果描述
2012.09	PET-CT	肝内多发低密度占位，胰腺尾部增大并密度稍示减低，考虑胰腺恶性肿瘤并肝脏多发转移可能性大，必要时穿刺活检；胰腺周围淋巴结增大并代谢轻度增高，多考虑淋巴结转移
2012.12.03	CT平扫+强化	①胰体尾部结节伴低衰灶及钙化，考虑胰腺癌伴胰周淋巴结肿大；②肝内多发低衰灶，考虑肝转移瘤；③双肺未见明显异常，双下心膈角处胸膜结节增厚，请密切观察；④盆腔CT未见明显异常

【化学治疗】

开始时间	化疗方案	化疗周期	评估
2011.04	吉西他滨1800mg d1，8 奈达铂40mg d1~3 恩度15mg d1~14	2	

【中医中药治疗】

四诊资料

面色晦暗，两胁胀痛，身重困倦，心烦抑郁，睡眠欠佳，舌胖大，苔薄白，脉细弱。

中药处方

日期		药物
2012.12.21		三七 2g 醋商陆 9g 玄参 20g 茵陈 30g 木香 5g 海金沙 20g 醋鳖甲 10g 百合 10g 土贝母 10g 天龙 5g 当归 10g 枯矾 1g 生薏苡仁 30g 猫爪草 30g 连翘 20g 郁金 10g 合欢皮 30g
2013.07.09	去	连翘 20g 郁金 10g 合欢皮 30g
2013.08.07	加	土鳖虫 10g
	减	三七 2g
2013.09.16	加	三七 2g 合欢皮 10g 陈皮 6g
	减	木香 5g 土鳖虫 10g
2013.11.11	加	猫人参 30g 郁金 10g
2013.12.23	加	猫爪草 20g
	减	猫人参 30g 郁金 10g
2014.02.11	加	阿胶 3g 黄芩 10g 甘草 6g
	减	醋商陆 9g 醋鳖甲 10g 合欢皮 10g
2014.05.19	加	郁金 10g
2014.06.24	加	生地黄 30g
2014.10.15	加	瓜蒌 10g 合欢皮 30g
2014.11.25	加	天冬 30g 黄芪 30g 炒僵蚕 10g
	减	三七 2g 当归 10g 阿胶 1g 郁金 10g 合欢皮 30g 生地黄 20g
2015.02.03	减	天花粉 10g
2015.03.27	加	山药 10g 党参 10g
	减	黄芪 30g

讨论

肝、胆、胰疾病多病在少阳、厥阴经，此外患者伴有胰周淋巴结和多发肝转移，因此从肝经论治。茵陈、海金沙清利肝胆湿热，木香、郁金取自颠倒木金散（《医宗金鉴》），疏肝理气止痛。胰腺癌一般为热毒血瘀型，方中玄参、当归取自四妙勇安汤（《验方新编》），玄参清热解毒养阴，清热需养阴，体现截断法的思想。另外热伏则血瘀，所以用当归来活血。三七、醋商陆、猫爪草、土贝母、醋鳖甲、天龙活血化瘀、软坚散结以抗肿瘤。枯矾为抗胰腺癌的特效药，具有消痰散结解毒的作用，且与郁金相配组成白金丸（《医方集解》），祛风化痰。患者还有失眠的症状，百合清心、合欢皮安神解郁，现代药理学证明合欢皮中所含的多糖具有抗肿瘤的作用。

患者失眠不解，辨证属于少阴热化证，加黄芩、阿胶、生地，清肝或以泻心火，滋肾水以涵肝木。阿胶养血，以补少阴阴血亏虚。患者坚持中药治疗2年余，2014.11.20随访，患者病情稳定，一般状况良好。现仍坚持中药治疗，病情平稳。

附方

1. 颠倒木金散（《医宗金鉴》）：木香、郁金。每服10g，老酒调下。

2. 四妙勇安汤（《验方新编》）：金银花90g，玄参90g，当归60g，甘草30g。

3. 白金丸（《医方集解》）：白矾150g，郁金350g（须四川蝉腹者为真）。

病例38 胰腺癌肝转移

【摘要】

患者于2010.09诊断为胰腺癌肝转移，术后姑息化疗10周期后一般情况较差，2011.05开始中药治疗，情况好转，2011.07复查CT发现胰头占位性病变考虑复发，患者继续单纯中药治疗，2014.06复查病灶稳定，2014年年底停药。

【中医疗效评估】

姑息术后复发，2011.06—2014.11单纯中药治疗，肿瘤稳定。

基本信息

姓名	性别	年龄	住院号	联系电话	籍贯
张P	女	70岁	270201	022×××8222	天津市河西区

【瘤科情况】

病史：胰腺癌肝转移术后4年2个月。

病理：肝左肋叶癌，考虑为转移性低分化腺癌。

【基本病史】

患者因右上腹痛4个月入院，CT检查示：胰头占位性病变，考虑为胰腺癌；胆囊多发囊肿，上极低衰结节，考虑错构瘤。于2010.09.15行胆囊切除+肝左肋叶切除+胃空肠吻合+胆肠吻合+胰头肿物冷冻术。术后病理汇报（肝左肋叶）癌，考虑为转移性低分化腺癌。其后于2010.11—2011.09行吉西他滨单药化疗10周期。2010.10开始中药治疗，2011.07复查CT胰头占位性病变考虑复发，患者继续中药治疗，2014.06复查病灶稳定，2014.11.20随访，患者自述一般状况良好，因挂号困难等原因自行停药。

【西医检查】

时间	检查	结果描述
2010.09.15	手术病理	（肝左肋叶）癌，考虑为转移性低分化腺癌
2010.09	腹CT	胰头占位性病变，考虑为胰腺癌；胆囊多发囊肿，上极低衰结节，考虑错构瘤
2011.07.20	腹CT	①"胰腺癌术后"胰头占位性病变，考虑复发，请结合临床；②肝右叶Ⅴ段多发结节，考虑转移瘤；③右肾上极错构瘤；④双肾多发囊肿
2014.06.27	腹CT	①胰头体积增大，肝脏密度不均，建议强化CT；②右肾多发囊肿

【化学治疗】

开始时间	化疗方案	化疗周期	评估
2010.11—2011.09	吉西他滨1 600mg	10	

【中医中药治疗】

四诊资料

心烦口渴，胁痛腹胀，食欲不振，大便溏泄，小便不利，舌淡苔白，脉弦缓。

中药处方

2011.05.17	柴胡24g 黄芩10g 木香6g 川楝子10g 桂枝12g 白芍10g 干姜6g 天花粉10g 甘草3g 三七2g 土贝母6g 天龙3g 薏苡仁75g 龙葵15g 枸杞子10g 麦芽30g 石见穿30g 半枝莲30g 醋商陆9g 蜂房5g 胆南星6g 猫人参50g 夏枯草30g 醋鳖甲10g

续表

2011.06.28	加	九节茶10g 牛膝10g
	减	天龙3g
2011.07.26	加	醋莪术10g 醋三棱10g 醋香附10g 醋五灵脂10g
	减	醋商陆9g 牛膝10g 蜂房5g
2011.09.23	加	苏木10g 乳香6g 厚朴6g 大腹皮20g 马鞭草30g
	减	醋莪术10g
2011.11.04	加	百合20g 牛膝30g
	减	川楝子10g 龙葵15g 麦芽30g 猫人参20g 苏木10g 厚朴6g 大腹皮20g
2012.01.12	加	预知子10g 郁金10g 合欢皮10g
	减	百合20g
2012.03.07	减	甘草3g
2012.03.22	加	麦芽30g 龙葵15g 醋商陆9g
	减	马鞭草30g
2012.05.31	加	石榴皮10g 仙鹤草30g
	减	合欢皮10g
2012.08.30	加	水蛭3g
	减	醋三棱10g 乳香6g 石榴皮10g 仙鹤草30g 醋五灵脂10g
2012.10.30	茵陈30g 豆蔻6g 广藿香10g 黄芩10g 木香6g 三七2g 薏苡仁75g 枸杞子10g 石见穿30g 半枝莲30g 龙葵15g 胆南星6g 夏枯草10g 九节茶30g 醋香附10g 土贝母6g 牛膝20g 预知子30g 郁金10g 麦芽30g 醋商陆9g 水蛭3g 海金沙30g 鸡内金10g	
2013.01.08	加	桂枝10g 茯苓5g
	减	麦芽30g 醋鸡内金10g
2013.02.27	加	川楝子10g
2013.10.31	加	百合30g
	减	桂枝10g 郁金10g

2014.05.19	加	郁金10g　白茅根15g
	减	醋商陆9g
2014.05.27	加	醋鸡内金30g
	减	百合30g　茯苓5g　白茅根15g
2014.07.01	加	木瓜10g　伸筋草30g
2014.07.28	加	威灵仙30g　骨碎补30g
	减	醋鸡内金30g
2014.11.14	加	山慈姑6g　五倍子6g　五味子5g　酒女贞子30g　蒲公英30g
	减	预知子10g　海金沙30g　木瓜10g　伸筋草30g

讨论

患者确诊为胰腺癌肝转移，按照六经辨证，肝胆胰的疾病往往属于少阳、厥阴经，处方用柴胡桂枝干姜汤（《伤寒论》）加减化裁，气化形质同调。方中柴胡、黄芩、桂枝、干姜调气化，天花粉调形质。肝脏体阴而用阳，其性喜条达而恶抑郁。白芍养肝血，且能促进胆汁的排泄，抗肿瘤。木香、川楝子疏肝理气。薏苡仁是抗胰腺癌的特殊药物，但剂量需大。麦芽健胃消食，且能疏肝解郁，增强木香、川楝子疏肝理气之功。三七、醋商陆、土贝母、天龙、龙葵、枸杞子，活血化瘀、清热解毒、软坚散结以抗肿瘤。石见穿、半枝莲、蜂房、胆南星、猫人参、夏枯草、醋鳖甲是针对患者肝转移用药。石见穿、半枝莲、猫人参清热解毒抗癌。蜂房攻坚破击，胆南星为天南星用牛胆汁炮制而成，入厥阴肝经，清热化痰以抗肿瘤。夏枯草清热散结消肿，且具有保肝作用。鳖甲长于软坚散结，与柴胡、黄芩、桂枝、干姜、白芍合用为鳖甲煎丸。患者属热毒血瘀型，随后加大活血化瘀药的使用，加醋莪术、醋三棱、醋香附、醋五灵脂，以增强活血化瘀之力。

2012.10.30患者处方有较大变动，变为肝胆湿热型，方用甘露消毒丹加减（《医效秘传》），方中茵陈、豆蔻、广藿香、黄芩清热利湿，宣湿浊之壅滞，令气畅而湿行。水蛭破血消癥抗癌，海金沙、鸡内金清热利湿退黄、化坚消食。随后患者出现手脚抽筋、脚后跟疼的症状，木瓜、伸筋草、威灵仙、骨碎补，舒筋活络、补肾强骨。2014.11.14患者标志物升高，加山慈姑化痰散结抗肿瘤，因其有肝脏毒性，加五倍子、五味子、酒女贞子、蒲公英保肝。2014.11.20随访，患者自述最近做复查正常，一般状况良好。

附方

柴胡桂枝干姜汤（《伤寒杂病论》）：柴胡24g，桂枝9g，干姜9g，栝楼根12g，黄芩9g，牡蛎6g（熬），甘草6g（炙）。

病例39　胰腺癌

【摘要】

患者于2011.07诊断为胰腺癌，行根治术后未行其他西医抗肿瘤治疗。于2011.09开始中药治疗，病情稳定，坚持中药治疗至2014年年底，病情未进展，正常生活。

【中医疗效评估】

高龄患者胰腺癌术后单纯中药治疗，肿瘤未进展，正常生活。

基本信息

姓名	性别	年龄	住院号	联系电话	籍贯
王××	女	73岁	289867	139××××7777	山西省繁峙县

【基本病史】

2011.07.02患者主因"上腹胀痛1年，加重2月"第一次入天津市肿瘤医院诊治，当地医院CT提示胰体尾占位。2011.07.08在天津市肿瘤医院行全麻下脾胰体尾切除术，术后病理确诊为胰腺癌。术后病理示：胰体尾低分化腺癌。术后未行化疗，于2011.09开始中药治疗，病情稳定，坚持中药治疗至2014年年底，因预约挂号困难停药，定期复查未见病情未进展。

【瘤科情况】

病史：胰腺癌术后4年。

病理：胰体尾低分化腺癌。

【理化检查】

检查时间	项目	结果描述
2011.07.06	CT	胰头、体交界性肿物，考虑恶性肿瘤；肝右叶顶及右肾囊性病变，观察
2011.07.08	胰腺癌手术病理	
2011.09.07	CT	"胰腺癌术后"，术区软组织增厚，周围间隙不清，肠系膜脂肪层浑浊；肝右叶低衰灶，考虑囊肿；胆囊壁增厚，考虑炎症；右肾低衰灶，考虑囊肿

续表

检查时间	项目	结果描述
2012.09.25	CT	与2011.09.07腹部CT比较：肝实质内出现轻度不规则强化低密度区，考虑肝损伤或不均匀脂肪肝，请结合临床，建议密切观察
2013.11.25	CT	与2012.09.25日片比较：此次增强后仅可见肝后方边缘小低衰灶，其余密度尚均，定期复查

【治疗经过】

住院次数	时间	手术	放疗	化疗	靶向治疗	生物治疗	中药	评估
1	2011.07.02—2011.07.23	√						

【中医中药治疗】

四诊资料

发热体疲，口渴胸闷，腹胀疼痛，不思饮食，小便赤涩，舌苔黄腻，脉滑数。

治疗处方

2011.09.09		豆蔻6g 醋商陆9g 三七2g 天龙5g 枸杞子10g 五灵脂10g 醋香附10g 薏苡仁90g 浙贝母10g 广藿香10g 黄芩10g 龙葵15g 姜黄12g 麦芽30g 牛膝10g 艾叶12g 炮山甲6g 茵陈30g
201.11.18		三七2g 法半夏9g 柴胡24g 胆南星6g 醋香附10g 薏苡仁90g 黄芩10g 龙葵15g 姜黄12g 麦芽30g 炮山甲6g 醋五灵脂10g 土贝母6g 醋商陆9g 天龙5g
2012.01.12	加	桑寄生30g

续表

2012.03.27	加	木香 6g 苦杏仁 10g
2012.06.04	加	川楝子 10g 徐长卿 10g 鸡内金 10g 醋延胡索 20g
2012.09.24	加	茵陈 30g 预知子 30g
	减	柴胡 24g 醋香附 10g 醋延胡索 20g 醋五灵脂 10g
2012.12.31	加	玄参 10g 凌霄花 10g 北沙参 30g 百合 10g
	减	桑寄生 30g 川楝子 10g
2013.06.24	加	骨碎补 10g 生杜仲 20g
	减	苦杏仁 10g 生麦芽 30g
2013.08.13	加	浮小麦 40g 酒萸肉 30g
	减	姜黄 12g 骨碎补 10g 徐长卿 10g 胆南星 6g 桑寄生 30g
2014.02.28	加	枸杞子 10g 郁金 10g 滑石 10g 枯矾 1g 生麦芽 30g 黄芪 30g
	减	浮小麦 40g 生杜仲 10g

讨论

胰腺癌属于中医学的癥瘕、积聚、黄疸、腹痛等范畴，恶性程度极高，5年生存率不到5%，祖国医学认为胰腺属于肝胆系统，因此胰腺病变多从少阳、厥阴论治。本例患者初诊时属于少阳肝胆湿热证，一般情况差，方用甘露消毒丹（《医效秘传》）加减化裁，以对症治疗为主。方中茵陈清利湿热，豆蔻、藿香为芳香之品，可辟秽化浊，行气和中，令湿行气畅。浙贝母清热解毒，散结消痈，更可清金治木。该方配伍集清热利湿、芳香化浊、解毒消痈为一身，但是抗肿瘤的作用较弱。因此，方中加三七、天龙、五灵脂、炮山甲、姜黄、香附以行气活血化瘀，针对瘀毒，对抗肿瘤。醋商陆、薏苡仁、牛膝、麦芽、枸杞子、艾叶等起到利湿健脾扶正之功，以扶正驱邪。龙葵清热解毒抗癌。初诊处方以对症治疗，改善患者症状为主，即所谓"急则治其标"。

二诊患者一般症状改善，处方以驱邪抗癌为主。体现"缓则治其本"的原则，少阳病证，邪不在表，亦不在里，汗、吐、下三法均不适宜，只有采用和解方法。少阳湿邪已去，故二诊主方用小柴胡汤加减，柴胡透解邪热，疏达经气；黄芩清泄邪热；法半夏和胃降逆。"有形之邪，非痰即瘀"，方中醋香附、姜黄、三七、天龙、醋五灵脂、炮山甲行气活血化瘀，软坚散结；胆南星、土贝母化痰解毒散结。龙葵清热解毒，散瘀消肿，以增强化瘀祛痰之力。醋商陆、薏苡仁、麦芽健脾利水，麦芽本身既能疏肝又可增强柴胡的疏肝之力。随后患者出现癌症疼痛，加入醋延胡索、川楝子、徐长卿等活血化瘀、行气止痛之药，与醋香附、醋五灵脂相配，效果较好。2014.02.28原方加硝石矾石散（《金匮要略》），郁金配白矾，可化顽痰；枯矾也能够化血中的顽痰；生麦芽有两个作用：一是引药入肝经，二是具有疏肝护胃之功。处方根据症状加减，患者坚持服药3年余，定期复查未见进展。

附方

1. 甘露消毒丹（《医效秘传》）：飞滑石十五两，绵茵陈十一两，淡黄芩十两，石菖蒲六两，川贝母五两，木通五两，藿香四两，射干四两，连翘四两，薄荷四两，白豆蔻四两。

2. 硝石矾石散（《金匮要略》）：硝石、矾石（烧）等分。右二味，为散，以大麦粥汁和服方寸匕，日3服。

病例40　胰腺癌

【摘要】

2014.03诊断胰腺癌腹腔广泛转移，未行西医治疗。2014.05.10开始单纯中药维持治疗至今，后患者症状逐渐缓解，饮食正常。2014.10患者因黄疸明显于当地医院住院行"胆囊切除+胆总管切开取石+胆肠吻合术"，现仍坚持中药治疗，一般状况较好。

【中医疗效评估】

荷瘤未行放化疗，中药维持治疗。

基本资料

姓名	性别	年龄	门诊号	联系电话	籍贯
王Y	女	80岁	1070376	152×××x6663	黑龙江

【基本病史】

2014.03患者主因腹胀、腹痛、食欲不振于当地医院住院治疗，住院检查后诊断为胰腺癌腹腔广泛转移，予对症支持治疗后出院（具体情况不详）。出院后1月患者仍觉腹胀明显，不能进食，一般状况较差。2014.05.06开始单纯中药维持治疗，后患者症状逐渐缓解，饮食正常。2014.10患者因黄疸明显于当地医院住院行"胆囊切除+胆总管切开取石+胆肠吻合术"，术后对症支持治疗，患者黄疸减轻，现仍坚持中药治疗，一般状况较好。

【瘤科情况】

病史：确诊胰腺癌晚期1年。

病理：未做。

【理化检查】

检查时间	项目	检查号	结果描述
2014.10.20	腹部B超	201410200007	胰头部低回声——占位性病变，胆囊增大，胆囊内胆汁淤积，肝内外胆管扩张，主胰管扩张
2014.10.24	MRCP	60041	肝内胆管、胆总管及胰管扩张，梗阻水平位于胆总管下段，考虑胰腺占位性病变，胆囊增大，胆囊及胆总管内信号欠均匀，考虑胆汁淤积

【治疗经过】

住院次数	时间	手术	放疗	化疗	靶向治疗	生物治疗	中药	评估
1	2014.03.12—2014.03.20						√	
2	2014.10.12—2014.11.20						√	姑息

【中医中药治疗】

四诊资料

胸脘胁痛，吞酸吐苦，咽干口燥，舌红少津，不思饮食，形体消瘦，脉细弱。

治疗处方

2014.05.06	郁金 30g 天花粉 10g 醋商陆 9g 九节茶 30g 糯稻根 30g 枸杞子 10g 当归 10g 醋鳖甲 20g 天龙 5g 百合 30g 生麦芽 30g 生地黄 30g 龙葵 30g 茵陈 30g 醋鸡内金 30g 川楝子 10g 北沙参 30g 枯矾 1g

2014.07.29	加	玄参 20g 醋延胡索 30g
	减	龙葵 30g
2014.11.18	加	炙甘草 3g 白芍 30g
2015.05.19	加	乌梅 30g

讨论

　　胰腺癌发病隐匿，80%的患者发病时已属晚期，无法进行根治性手术治疗，而且胰腺癌对放化疗不敏感，预后极差。本例患者为晚期胰腺癌，一般情况差，无法进行手术、放化疗等西医抗肿瘤治疗。中医学认为胰腺病变多从肝胆论治，老年患者多有肝肾亏虚，该患者处方以一贯煎（《续名医类案》）为主方加减化裁，北沙参、生地黄、枸杞子、当归滋补肝肾之阴，川楝子疏肝理气，郁金、天花粉、百合加强疏肝滋阴之力。木克土，故患者脾胃功能差，生麦芽、糯稻根、茵陈、醋鸡内金健脾利湿，使脾胃得健运化，气血化生有源，则肝体得养。龙葵清热解毒抗癌，九节茶活血止痛，醋鳖甲、天龙消癥散结，共奏抗肿瘤之功。枯矾源自硝石矾石散（《金匮要略》），燥湿消痰，对抗肿瘤。肿瘤晚期常见恶性疼痛，醋延胡索活血行气止痛。白芍柔肝缓急止痛，且能疏肝利胆。患者单纯中药治疗1年余，病情稳定，效果较好。

附方

1. 一贯煎（《续名医类案》）北沙参、麦冬、当归身各9g，生地黄18～30g，枸杞子9～18g，川楝子4.5g。

2. 硝石矾石散（《金匮要略》）：硝石、矾石（烧）等分。上二味，为散，以大麦粥汁和服方寸匕，日3服。

附录：病例舌象图片

病例1

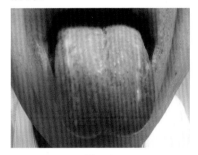

图1-1

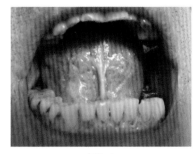

图1-2

2015.01.27　舌胖大，舌色红，苔厚，苔色黄，舌下静脉增粗。

病例2

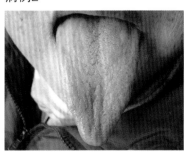

图2-1

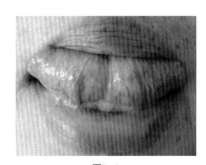

图2-2

2010.12.31　舌色淡红，苔白厚，可见舌缘肿大，舌下静脉增粗。

271

病例3

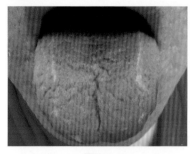

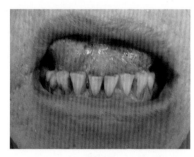

图3-1   图3-2

2012.10.23 舌胖大，舌色青紫，苔少，苔色黄，舌面可见裂纹，舌缘可见齿痕，舌下静脉增粗，可见舌下结节。

病例4

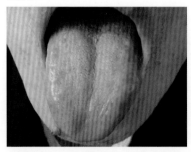

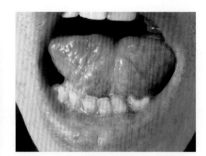

图4-1   图4-2

2010.11.23 舌色淡红，苔薄黄，两边舌缘肿大，可见齿痕、瘀点。舌下可见结节、静脉增粗。

病例5

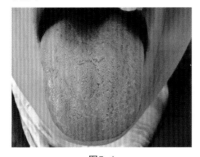

图5-1   图5-2

2010.05.26 舌色青紫，苔薄白，可见舌下结节。

病例6

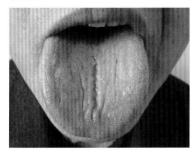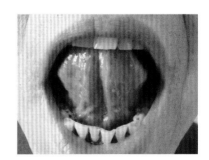

图6-1   图6-2

2010.11.23 舌色青紫，苔薄白，舌缘肿大，可见裂纹。舌下静脉增粗。

病例7

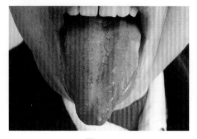

图7-1　　　　　　　　　　　　图7-2

2011.03.31　舌色红，苔白，少苔；舌缘肿大，舌下静脉增粗，可见舌下结节。

病例8

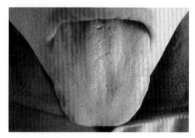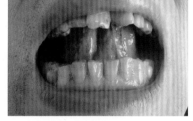

图8-1　　　　　　　　　　　　图8-2

2012.01.06　舌色青紫，苔薄白，可见瘀点、齿痕。舌下静脉增粗。

病例9

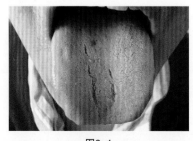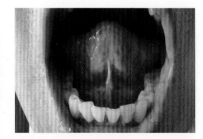

图9-1　　　　　　　　　　　　图9-2

2012.02.02　舌色淡白，苔黄厚且燥，可见裂纹、瘀斑、齿痕。舌下可见结节。

病例10

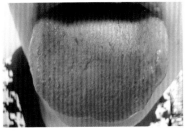

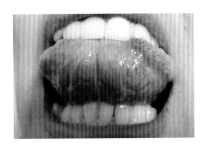

图10-1

图10-2

2014.02.07　舌胖大，舌色淡红，苔薄白，舌缘肿大，可见齿痕。舌下静脉大致正常。

病例11

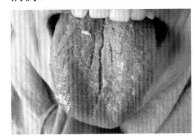

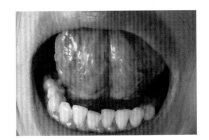

图11-1

图11-2

2011.01.25　舌色青紫，苔白，少苔，可见明显裂纹。舌下可见静脉增粗。

病例13

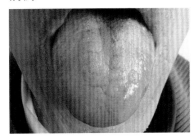

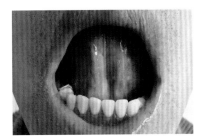

图13-1

图13-2

2011.03.22　舌色青紫，剥苔，色白。可见裂纹。舌下静脉增粗。

病例14

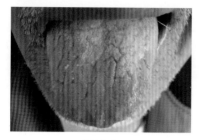

图14-1

图14-2

2011.09.13　花剥苔，色白。可见裂纹。可见舌下结节。

病例15

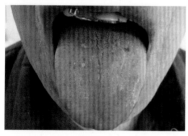
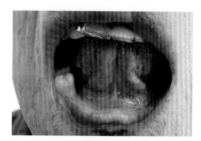

图15-1

图15-2

2011.11.09　舌红少苔，可见瘀点、齿痕、裂纹。舌下可见静脉迂曲增粗。

病例16

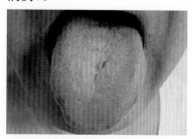
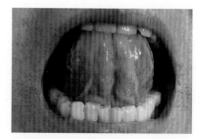

图16-1

图16-2

2011.08.16　舌色淡红，苔薄白，可见齿痕。舌下脉络增粗。

病例17

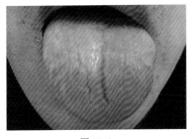
图17-1

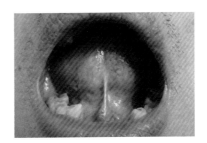
图17-2

2012.10.11　舌色淡红，少苔，苔色白。可见裂纹，舌下静脉不清。

病例19

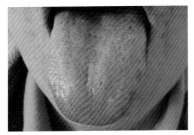
图19-1

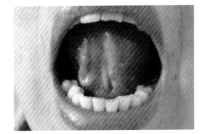
图19-2

2013.03.25　舌淡红，少苔，舌下静脉大致正常。

病例21

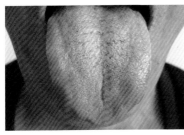
图21-1

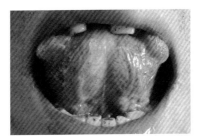
图21-2

2011.07.22　舌色淡红。苔薄白，两侧舌缘肿大，伴齿痕。可见舌下静脉迂曲增粗。

病例23

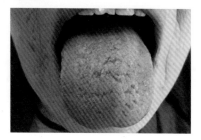

图23-1	图23-2

2011.02.22　舌色青紫，苔薄白，可见明显裂纹。两侧舌缘肿大，可见舌下结节。

病例24

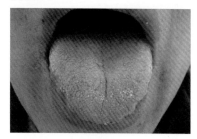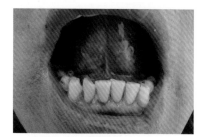

图24-1	图24-2

2011.03.03　舌色青紫，少苔。可见裂纹。可见舌下结节。

病例25

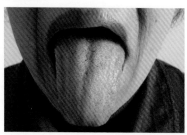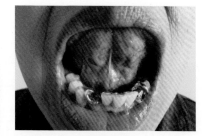

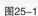

图25-1	图25-2

2012.02.28　舌色淡红，苔薄白。可见舌缘肿大，舌下静脉增粗。

病例26

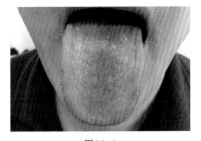

图26-1

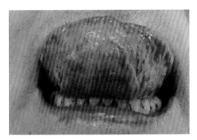

图26-2

2011.02.14　舌色红，可见大片瘀斑，苔薄白。舌缘肿大，舌下静脉增粗，可见舌下结节。

病例27

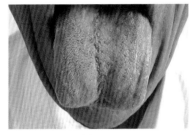

图27-1

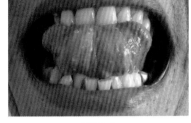

图27-2

2011.07.15　舌色淡红，苔薄白，舌缘肿大。可见舌下结节，舌下静脉增粗明显。

病例28

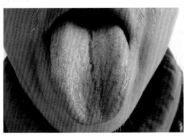

图28-1

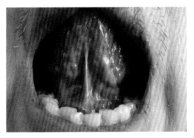

图28-2

2010.12.16　舌色红，苔黄厚。可见两侧舌缘增厚，舌中有裂纹。可见舌下结节，舌下静脉迂曲增粗。

病例30

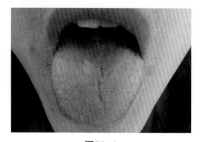

图30-1   图30-2

2014.10.14　舌色淡红，苔黄厚。可见舌裂纹及瘀点，舌缘两边肿大，舌下情况不清。

病例31

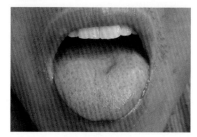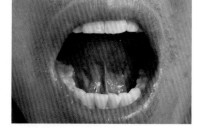

图31-1   图31-2

2014.12.23　舌色淡红，苔薄白，可见瘀点。舌下情况不清。

病例32

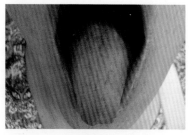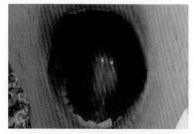

图32-1   图32-2

2012.11.20　舌色淡红，苔薄白。舌下不清。

病例33

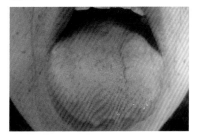

图33-1 图33-2

2012.12.04 胖大舌，舌色淡红，苔厚腻，苔色黄。可见舌缘肿大。舌下不清。

病例35

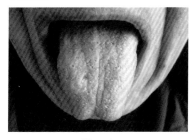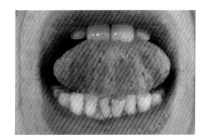

图35-1 图35-2

2008.04.14 舌红，苔厚腻，舌下干净。

病例36

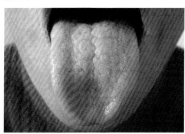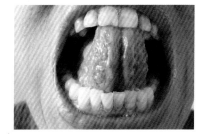

图36-1 图36-2

2011.05.12 舌胖大，色淡，苔薄黄，舌缘肿大，舌下静脉增粗。

病例37

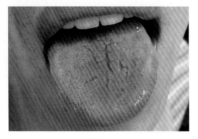

图37-1   图37-2

2012.12.21   舌色红，苔薄黄，舌中可见苔剥落，舌缘肿大。舌下静脉大致正常。

病例38

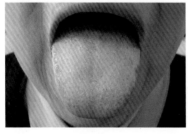
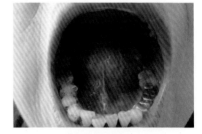

图38-1   图38-2

2010.11.21   舌色淡白，苔白厚，舌缘肿大。可见瘀点、齿痕。舌下大致正常。

病例39

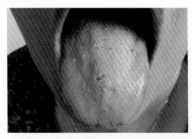
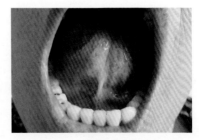

图39-1   图39-2

2011.09.09   舌红，苔黄腻，舌下静脉大致正常，可见结节。